身体养护手册：
睡出健康来

林政宏　编著

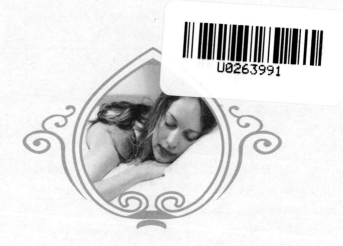

Shenti Yanghu Shouce
Shuichu Jiankanglai

SPM 南方出版传媒
广东科技出版社 | 全国优秀出版社
·广州·

图书在版编目（CIP）数据

身体养护手册．睡出健康来/林政宏编著．—广州：广东科技出版社，2017.5

ISBN 978-7-5359-6734-3

Ⅰ．①身…　Ⅱ．①林…　Ⅲ．①保健—手册②睡眠—基本知识　Ⅳ．①R161-62②R338.63

中国版本图书馆CIP数据核字（2017）第100442号

SHENTI YNAGHU SHOUCE SHUICHU JIANKANGLAI
身体养护手册：睡出健康来

责任编辑：黄　铸　杨柳青　李　鹏
封面设计：李康道
责任校对：陈　静
责任印制：吴华莲
出版发行：广东科技出版社
　　　　　（广州市环市东路水荫路11号　邮政编码：510075）
http://www.gdstp.com.cn
E-mail: gdkjyxb@gdstp.com.cn（营销）
E-mail: gdkjzbb@gdstp.com.cn（编务室）
经　　销：广东新华发行集团股份有限公司
排　　版：广州市友间文化传播有限公司
印　　刷：佛山市浩文彩色印刷有限公司
　　　　　（广东省佛山市南海区狮山科技工业园A区　邮政编码：528225）
规　　格：889mm×1 194mm　1/32　印张5.75　字数140千
版　　次：2017年5月第1版
　　　　　2017年5月第1次印刷
定　　价：33.90元

如发现因印装质量问题影响阅读，请与承印厂联系调换。

前言

古代，人们日出而作，日落而息，生活环境比较单纯，大多数人过的是靠天吃饭的农耕生活，生活节奏比较缓慢，并没有太多的精神压力，想要睡得好并不会太难。

现代人的生活环境与古代完全不同，随着社会的发展，人们所面临压力愈来愈大，在现代社会中，大多数人心里所想的，除了金钱是梦寐以求的目标之外，良好的睡眠品质也成为现代人的"生活奢侈品"。据世界卫生组织对14个国家的患者进行调查，发现有27％的人有睡眠问题，美国的失眠发生率高达32％～50％，中国30％，英国10％～14％，日本20％，法国30％。

人的一生大约有1/3时间在睡眠中度过，可是，大多数人对于睡眠却毫无认识，睡得好或不好完全听天由命，很少有人会想过睡眠与健康之间存在着密切的关系，睡眠质量不佳不仅会引起许多的慢性疾病，还会对生长发育、智力、衰老、美容等造成严重的影响。

据调查，许多睡眠出现问题的患者在病程初期，大多数会出现一段明显的征兆，遗憾的是，这些征兆通常没有得到重视，即使有些人已经意识到某些异常的现象，仍然会抱有得过且过的想法，不愿就医治疗，以致最后演变成更难以挽回的结果。

如果完全不了解睡眠，怎么可能睡得好呢？

要有良好的睡眠质量，首先要了解的是，正常人的睡眠过程中包括有浅睡与深睡两个阶段，如果这两个阶段的睡眠不能正常进行，就会衍生出不同形态的睡眠问题。

睡
出 健康 来

Shui Chu Jiankang lai

当人体的睡眠出现问题时，在临床上就称为出现了睡眠障碍。睡眠障碍对生活质量的负面影响很大，但大多数患者并没有得到合理的诊断和治疗。现代医学将睡眠障碍的患者分成失眠、睡眠过多、睡眠出现异常行为3种类型，在日常生活中，由于失眠的现象最为普遍，是大多数人共同的经验，有些人往往因为忽略了失眠征兆，从而演变成令人痛苦不堪的顽固性失眠。因此本书特别着重介绍了许多防治失眠的方法，这些内容具有一定的参考价值。比如重视噪音、湿度、温度、光线、睡眠姿势等环境因素，可以帮助我们提高睡眠的质量。

对已经出现失眠的患者，则可以配合伴侣动物疗法，栽种花卉，芳香疗法，音乐疗法，暗示疗法，放松疗法，针灸与按摩疗法，花茶疗法来舒缓精神压力，缓和情绪，养成规律的生物时钟来帮助入眠。

此外，本书特别从中医的角度来解释失眠，将临床上常见的失眠患者分为肝火太旺，阴液亏虚，脾胃不和，肝气郁滞，气血亏虚5种类型。书中对每种失眠类型的特点、病因、治疗方剂，以及日常生活的饮食摄取都有详细的说明，可以让读者更广泛地认识失眠的症状，找到对策。

总之，睡眠障碍是现代社会中大多数人都可能面对的问题，笔者收集了各方面的资料，配合临床的心得体验，从各个方面来帮助读者防治睡眠障碍。期望本书可以让更多人能睡一个好觉！

林政宏博士

目 录

睡出健康来

Shui Chu Jiankang lai

4

睡出健康来

Shui Chu Jiankang lai

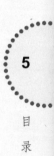

睡出健康来

Shui Chu Jiankang lai

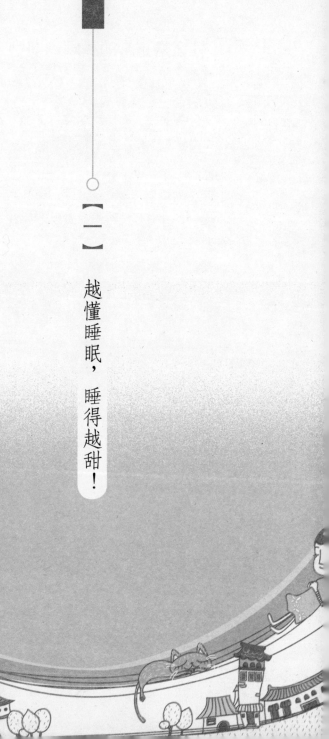

【一】

越懂睡眠，睡得越甜！

1. 什么是正常的睡眠周期?

睡眠时，大脑组织并不是完全静止、而是重复经历着两种不同类型的活动。

很多人都以为睡眠只是闭上眼睛，大脑组织停止活动，接着，身体各个组织器官也陆续进入休息的状态，然后一觉到天亮，人就醒过来。

事实上，整个睡眠过程比想像中还要复杂，大脑组织的活动并不是一成不变的。当人体进入睡眠状态之后，大脑组织在某个阶段中会保持比较活跃的状态，在某个阶段中又会进入休息的状态。换句话说，活跃状态→休息状态→活跃状态，这种时快时慢、周而复始的活动规律，就是大脑组织在睡眠时所进行的活动。

如果按照医学观点来解释，我们可以根据睡眠时大脑组织所呈现的状态，把睡眠过程分成两种不同的阶段：第一个阶段称为快波睡眠，又称为快速眼动睡眠期，持续睡眠的时间约为20～30分钟；第二个阶段称为慢波睡眠，又称为非快速眼动睡眠期，可以维持70～90分钟。

快波睡眠就是大脑活动比较活跃的状态，由于大脑并没有完全停止活动，属于浅睡的阶段；慢波睡眠就是大脑活动进入休息的状态，此时大脑已经完全停止活动，属于深睡的阶段。

当大脑完成快波睡眠之后，就会进入慢波睡眠。完成快波睡眠与慢波睡眠之后，就会形成一个完整的睡眠周期。因此，我们可以算一下，每个睡眠周期所持续的时间大约为90~120分钟。而正常人在每晚的睡眠过程中，通常会经历4~6个睡眠周期，也就是6~9小时的睡眠时间。

总之，现在我们就可以初步了解，原来大脑组织在睡眠时并不是闲着没事干，而是忙着进行不同类型的活动。

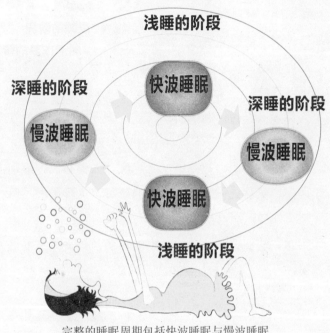

完整的睡眠周期包括快波睡眠与慢波睡眠

2. 快波睡眠有何特点？

快波睡眠持续的时间比较短，可以让人维持在浅睡的阶段。

[二] 越懂睡眠，睡得越甜！

我们来想像，如果人体在睡眠时永远保持同样的状态，不分睡眠的深浅，那会是什么情况呢？

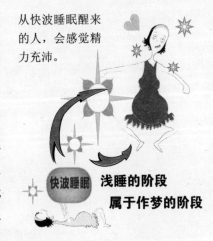

从快波睡眠醒来的人，会感觉精力充沛。

快波睡眠 浅睡的阶段 属于作梦的阶段

这种情况就好比有人在海边活动，跑跑跳跳，突然间，就掉到深水里头，什么活动都突然停止，动也不动，想必很少有人可以适应！同样地，如果人体没有经过浅睡的阶段，就一下子就从清醒的状态进入深睡的阶段，那是多么可怕的事！

如果还弄不明白，那请试着想像，如果有人在跟别人交谈之间，突然之间就进入深睡的阶段，这种情况与昏迷不醒又有什么区别呢？

因此，快波睡眠与慢波睡眠的转换，是人体睡眠最大的奥秘。

● 快波睡眠的特点：

（1）大脑活动尚未完全停止：当人体进入快波睡眠之后，由于此时大脑活动仍然活跃，因此，这个阶段的睡眠状态相当浅，当事人很容易被唤醒。

（2）属于做梦的阶段：由于大脑组织在快波睡眠各阶段中并没有完全进入休息的状态，因此，做梦的情况通常发生在这个阶段。此时由于大脑仍然可以进行某些思维活动，于是有些人在醒来后，仍然可以回忆梦中的情景。

换句话说，做梦都是在快波睡眠的阶段中发生。快波睡眠的浅睡阶段属于做梦的阶段。

（3）持续的时间不长：由于快波睡眠所持续的时间为20~30分钟，并且大脑活动仍然活跃，因此，在这个阶段中醒过来的人，就会感觉似乎睡得相当充足，精力充沛。换句话说，如果睡眠时间不长，醒来却仍然感觉精力充沛的人，大多是在快波睡眠的阶段中醒过来。

3. 慢波睡眠有何特点?

慢波睡眠是人体进行修复、招兵买马的阶段。

如果睡眠一直停留在浅睡阶段，那么大脑功能与其他组织器官就得不到完全的放松，也就没办法进入真正休息的状态。因此，人体在经历快波睡眠之后，就要往更深层次的慢波睡眠发展，才能完成一个完整的睡眠周期。

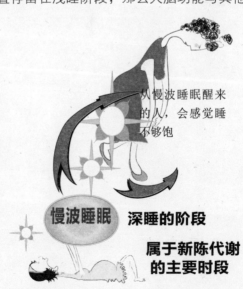

从慢波睡眠醒来的人，会感觉睡不够饱

慢波睡眠 深睡的阶段

属于新陈代谢的主要时段

（1）属于新陈代谢的主要时段：慢波睡眠属于深度睡眠的阶段，人体内各种生理功能的新陈代谢、内分泌系统与神经的修复都是在这个阶段中进行。

（2）持续时间比较长：由于慢波睡眠所持续的时间为70～90分钟，因此，如果在这70～90分钟内突然被外界打扰而醒过来，就不能完成慢波睡眠的整个时段，人体就达不到深度睡眠的要求，于是就会感觉意识模糊，精神不振。

换句话说，如果有人在清醒之后，老是觉得睡不够，大多数都是从慢波睡眠醒过来。

4. 为什么睡眠不在于时间长短，而在于质量好坏？

真正恢复体力的睡眠时间大约为150～200分钟。因此，正常人就算每天只睡四五个小时，只要能够进入深睡的状态，就可以完全恢复体力。

前面已经介绍，一个完整的睡眠周期必须包括快波睡眠与慢波睡眠两个阶段。快波睡眠属于浅睡的阶段，慢波睡眠属于深睡的阶段。

如果有人在睡眠时感觉昏昏沉沉、似睡非睡，很容易被周围环境所干扰，那么他就是停留在快波睡眠的浅睡阶段，快波睡眠并不能使人重新恢复体力。只有进入慢波睡眠的深睡阶段，才能保证睡眠的质量。

慢波睡眠所持续的时间为70～90分钟，如果进一步来分析，慢波睡眠又可以分为4个阶段，每个阶段都具有不同的作用。

第1阶段大约持续10分钟，此时呼吸变慢，肌肉张力下降，身体逐渐放松，很容易被外界的刺激所唤醒，仍然属于浅睡的阶段。

第2阶段大约持续20分钟，肌肉进一步放松，比较不容易被外界刺激所唤醒，此时进入中度的睡眠状态。

第3和第4阶段才是真正属于深睡的阶段，持续时间为30~40分钟左右。如果在这个阶段中突然醒来，人体不能完成一个完整的慢波睡眠，就会感觉无精打采、睡不足够。

睡眠质量的好坏主要决定于第3和第4阶段的睡眠时间，这段时间大约持续30～40分钟左右，此时人体以副交感神经的活动为主，表现为心率减慢、血管扩张、血压降低、胃肠活动增加、肌肉松弛等现象，对于精神与生理的恢复具有最大的贡献。

如果这个阶段的睡眠受到干扰，不能保持深睡的状态，即使其他第1和第2阶段睡了很长，仍然会感觉到疲乏嗜睡。

相对地，如果第3和第4阶段可以维持深度的睡眠，即使只睡四五个小时，仍然可以感觉精力充沛。

真正影响人体睡眠品质好坏的时间，在一个慢波睡眠的阶段中仅占有30～40分钟。我们仔细来核算一下，如果每晚睡眠必须重复4~5次的睡眠周期，将会进行4~5次的慢波睡眠，那么30～40分钟乘以5倍，也就是150～200分钟，合2.5小时~3.2小时，还不到正常人每天睡眠7~8小时的一半。

由此可知，睡眠必须讲究品质的好坏，而不在于时间的长短。

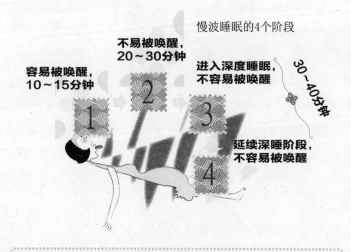

慢波睡眠的4个阶段

容易被唤醒，
10~15分钟

不易被唤醒，
20~30分钟

进入深度睡眠，
不容易被唤醒

30~40分钟

延续深睡阶段，
不容易被唤醒

1 2 3 4

5. 为什么有人睡了很长时间，却依然感觉疲劳厌倦；而有些人睡得不多，就精神十足？

这种情况就是睡眠质量好坏的差异。许多因素都会影响睡眠质量，除了睡眠环境、精神压力、生理疾病、遗传因素之外，个人体质的强弱也是很重要的原因。

从中医角度来解释，人体内的精气可以决定一个人体质的强弱，而储存在肾脏之中的精气就称为元气。元气越强的人就具有越充足的气血，这类人即使睡得不多，由于气血充沛，因此能够立即恢复元气。相对地，元气越弱的人即使睡得再多，由于气血不足，也很难恢复元气，也就会出现再怎么睡也睡不饱的情况。

除了人体的精气储存于肾脏之中以外，肾还具有主髓通脑的作用，也就是说，大脑组织的活动是由肾脏来负责掌管的。肾气充足的人可以使大脑组织更顺利地进入深睡的阶段，更加有利于体力的恢复。因此，注重肾脏的调养，对于睡眠有极大的帮助。

调养肾脏，平时可以摄取补益肝肾的食物，例如：

鳖：甘，平；入肝经。滋阴凉血。

牡蛎：甘咸，平；入肝、肾经。滋阴养血。

鳕鱼：甘，平；入肝、脾、胃经。活血消肿。

乌贼鱼：咸，平；入肝、肾经。滋阴养血。

海蜇：咸，平；入肝、肾经。消积健脾，清热化痰，润肠。

鳝鱼：甘，温；入肝、脾、肾经。补益气血，祛风湿，强筋骨。

虾：甘，温；入肝、肾经。补肾壮阳，通乳，托毒。

猴头菇：甘，平；入脾、胃、肾经。健脾益气，益肾填髓。

［一］越懂睡眠，睡得越甜！

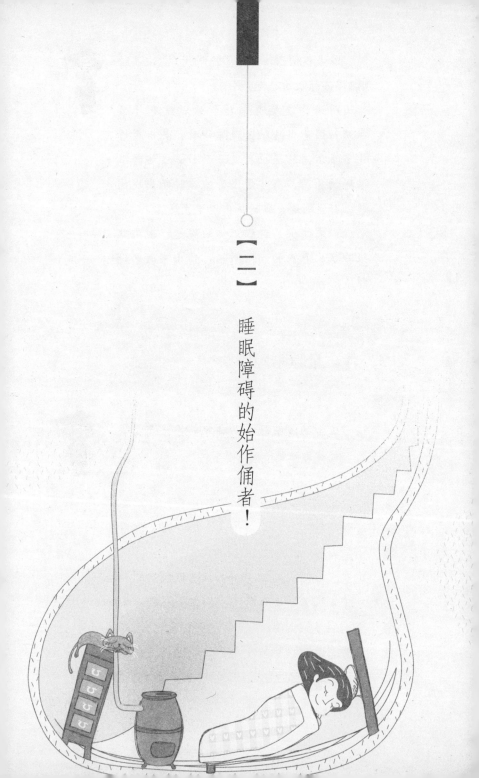

【三】

睡眠障碍的始作俑者！

以上我们已经介绍了睡眠周期、快波睡眠、慢波睡眠的定义。

别以为这些观念对于睡眠没有什么帮助，因为当睡眠出现障碍时，会出现许许多多不同的症状表现，而引起这些睡眠障碍的原因，有些是因为快波睡眠出现问题，有些则是慢波睡眠出现了问题。

如果缺少了这些正确的观念，我们就很难找出真正的症结所在，作出实时的调整或治疗。

1. 什么是睡眠障碍？

正常的清醒状态与睡眠状态发生紊乱时，就称为睡眠障碍。

正常人每天约有1/3的时间用于睡眠。睡眠对所有人来说就像呼吸的空气与入口的食物一样，都是理所当然的事，也是人类的基本需求。

正常人在每天的24小时中，清醒的时间与睡眠的时间都有一定的规律。换句话说，正常人必须在持续一定的清醒状态之后就进入睡眠状态，之后，再出现清醒状态。如此，清醒与睡眠规律的交替，才能维持正常的生理功能。如果这种清醒与睡眠的规律发生紊乱，就属于睡眠障碍。

但是，一个不容忽视的现实是，由于现代人的生活越来越忙碌，很少有人会特别关注睡眠的问题，因此，许多人已经出现了明显的睡眠障碍却仍然不知，有些人即使已经意识到自己可能出现睡眠障碍，却对睡眠仍然存在有很大的误解，要么即使有很严重的睡眠问题也不愿治疗，害怕会产生药物依赖；要么就是病急乱投医、胡乱吃药。

我们千万别轻视睡眠障碍对于健康的危害，如果我们仔细瞧瞧它所可能引起的破坏性，比如会导致免疫功能下降、精神不振、工作和学习能力下降，引起肥胖、健忘、记忆力减退、神经功能紊乱、皮肤容易苍老，影响儿童的生长发育，引起老年痴呆症，使人过早衰老、缩短寿命等等，我们就能发现，睡眠障碍所造成的危害完全并不亚于其他慢性疾病。

2. 是否睡眠障碍就是指失眠?

睡眠障碍包括失眠、睡眠过多、睡眠出现异常行为等，失眠只是睡眠障碍的一种类型。

大多数人都会以为睡眠障碍就是失眠，没有错，失眠会破坏正常的清醒与睡眠的规律，让人白天感觉疲劳、无精打采、烦躁、焦虑和嗜睡。但是，失眠是只是睡眠障碍中最常见的一种类型。

因为，在所有被睡眠障碍所困扰的人群中，有人会因为缺乏睡眠而深深焦虑，有些人会因为长时间过量的睡眠

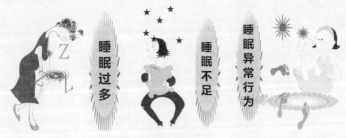

睡眠过多　睡眠不足　睡眠异常行为

睡眠障碍的常见类型

而感觉精疲力竭。我们必须清楚地意识到睡眠障碍已经成为严重的社会问题。

　　根据最近的调查研究发现，中国居民的睡眠障碍发病率高达57%。世界卫生组织调查发现，全世界约有27%的人口患有睡眠障碍等问题，并且睡眠障碍与心脑血管疾病、老年性痴呆、帕金森病等具有密切的关联。

　　某项研究显示，那些失眠或是睡眠过多的妇女，患冠状心脏病的风险比每晚睡好8小时的妇女高。研究人员花费10年时间对7.1万名妇女进行的调查发现，与睡眠8小时相比，每晚睡7小时的妇女得心脏病的风险高9%。睡6小时的妇女高18%；睡5小时或更少的妇女则高45%。

3. 睡眠障碍有何特点？

　　从睡眠时间上来看，人体每天睡眠的平均时间约为7~8小时；从睡眠质量来看，睡眠时身体必须完全进入休息、熟睡的阶段，只要破坏了这种规律，很可能就是睡眠障碍。

睡出健康来
Shui Chu Jiankang lai

当人体出现睡眠障碍时，可以分为睡眠过多、睡眠不足、睡眠异常行为3种类型。

（1）嗜睡和睡眠过多：通常是由于患者患有脑部病变、内分泌失调，或是生理的代谢出现异常，引起不正常的嗜睡状态或昏睡，有些患者还会兼有摔倒、睡眠瘫痪和入睡前幻觉等症状。

不要忽略嗜睡所造成的伤害。许多昼夜颠倒、生活习惯不良的人往往会出现轻微的嗜睡，由于患者本人不会特别注重，往往会被忽略。

但是，如果嗜睡患者从事的是高空作业、开车等危险工作，就有可能造成极大的危害。在美国，每年发生200万交通事故，约有4~5万人丧生。根据调查，肇事司机患有的嗜睡症是引发交通事故的主要原因。

（2）睡眠不足：造成失眠的原因相当多，患者的睡眠时间通常少于5小时，表现为入睡困难、浅睡、易醒或早醒等。导致睡眠的病因，本书会另外详细介绍。

（3）睡眠异常行为：是指人体在睡眠中出现的某些异常行为，比如梦魇(做噩梦)、磨牙、梦游症、夜惊(在睡眠中突然惊叫、恐惧、心跳加快、呼吸急促等症状)、梦呓、盗汗、身体或肌肉出现不自主的跳动等。

当人体进入睡眠之后，大脑组织会历经活跃状态→休息状态→活跃状态相互交替的阶段，因此，睡眠中所出现的异常行为，并不是在整个睡眠过程中都有可能发生，而是发生在某个活跃状态或是休息状态的阶段。

例如，梦游、夜惊、梦魇，大多发生在慢波睡眠的深睡阶段，此时大脑组织处于休息状态。磨牙、肢体活动、说梦话通常发生在快波睡眠的浅睡阶段，此时大脑组织处于活跃状态。

4. 如何判断自己是患有睡眠障碍?

请勾选以下的项目, 如果您有以下任何一项的症状表现, 可能患有睡眠障碍。

睡出健康来
Shui Chu Jiankang lai

1. 是否失眠, 睡眠不足:
☐ 入睡困难、辗转难眠。
☐ 夜间经常醒来, 醒后难以入睡。
☐ 睡眠中多梦, 容易惊醒。
☐ 睡眠时间缩短, 早醒, 醒后感觉疲乏。
2. 是否嗜睡, 睡眠过多:
☐ 白天困惫不堪, 精神不振。
☐ 频繁打瞌睡。
☐ 突然睡着。
3. 是否睡眠中出现异常行为:
☐ 睡眠中打鼾。
☐ 呼吸暂停。
☐ 睡眠痉挛 (鬼压床)。
☐ 做噩梦。
☐ 说梦话。　　☐ 梦游。　　☐ 磨牙。
☐ 肢体感觉极不舒服 (不宁腿综合征)。

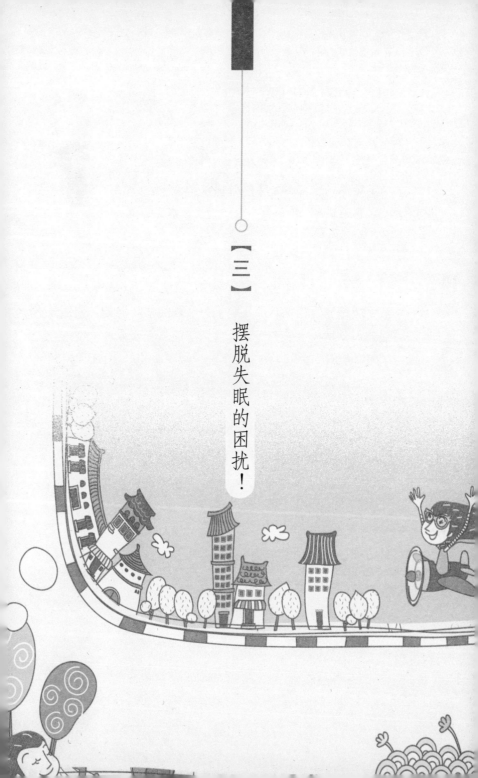

【三】

摆脱失眠的困扰！

1. 您是否失眠?

　　失眠是指因各种原因引起的睡眠不足、睡眠质量不佳、睡眠时间过短等令人不满意的状况。几乎每个人的一生中都会出现失眠。

睡
出 健康
来
Shui Chu Jiankang lai

　　在临床上，如果只是突然出现、为期不长的失眠，通常不能称作为疾病，而只能视为一种症状。但是，如果失眠的现象持续发展而无法改善，可能就会演变成需要治疗的慢性失眠。慢性失眠就是一种临床上常见的疾病。

　　如果您有以下任何一项症状表现，可能患有失眠：

□ 入睡困难，入睡的时间超过30分钟。

□ 睡眠浅，不能熟睡。

□ 睡眠中容易惊醒，醒后无法再入睡。

□ 睡眠时间减少，成人睡眠不足6小时。

□ 早醒，比平时早60分钟以上。

□ 睡醒后仍然感觉疲惫不堪。

2. 您是否属于容易失眠的人群?

随着现代生活节奏的加快，每个人的生活压力日益增加，造成许多人整天的精神都必须处在一种高度紧张的状态。因此，焦虑症、抑郁症等精神疾病的发生率也在不断增加，失眠的症状也随之产生。

临床调查表示，80%的失眠患者都是起因于焦虑不安的心理，特别是年轻人失眠大多是由于焦虑所引起。

容易失眠的人群如下:

☐ 工作或学习压力巨大，从事脑力劳动的人群。
☐ 体力衰弱，更年期，上了年纪的人群。
☐ 情感障碍，家庭不和睦，焦虑不安，缺乏安全感的人群。
☐ 长期服用药物，患有各类慢性疾病的人群。

许多研究证实，情感障碍会导致失眠，情感障碍者中大多数会同时伴有失眠，而长期失眠又反过来导致情感障碍发病的危险性是普通人群的4倍。此外，许多疾病也可以伴有失眠症状，如神经官能症、高血压、肿瘤、脑血管疾病、肺结核、冠心病。这些疾病发展至某些阶段可以诱发失眠，当疾病好转后，失眠症状也可以减轻或消失。

老年人由于对环境改变的适应能力比较差，往往容易因为外界因素的刺激而妨碍睡眠。

3. 哪种类型的失眠不需要太惊慌?

对于短期失眠者来说，只要能把引起失眠的原因消除即可。

□ 失眠突然发生，时间不超过3周。

□ 遭受精神刺激：情感上的挫折、压抑、不安和焦虑，突然发生的重大变故等因素。

□ 睡眠规律改变：白天的生活节奏改变，工作班次的调整，长途旅行跨越不同时区等因素。

□ 睡眠环境改变：对新的睡眠环境不能适应。

以上因素所引起的失眠，属于短暂性失眠。这类失眠一般会随着事件的消失或时间的拉长而改善，通常要经过2~3周时间的适应便能恢复到正常睡眠。但是，短暂性失眠如处理不当，则可能会形成慢性失眠。

4. 哪种类型的失眠需要即时治疗?

根据调查，大约有75%～100%的慢性 失眠者往往会同时兼有心理障碍的问题。

要即时治疗的失眠者：

☐ 失眠症状持续3周以上。

☐ 曾经出现暂时性失眠，不能获得改善。

☐ 长期习惯饮用咖啡、浓茶等刺激性饮料。

☐ 长期昼夜颠倒、嗜烟嗜酒，生活习惯无法正常。

☐ 长期焦虑不安。

☐ 过于关注失眠所造成的痛苦，形成巨大压力。

☐ 长期服用安眠药，无法根治失眠。

失眠会导致人体感觉无精打采、疲劳倦怠、反应迟缓、头痛、注意力不能集中等问题，特别是会造成精神状态的紊乱，严重一点会导致精神分裂和抑郁症、焦虑症、植物神经功能紊乱等功能性疾病，以及心血管系统、消化系统等方面的生理疾病。

其实，诱发慢性失眠的原因有心理、疾病、环境等多种因素。其中最常见的是精神心理因素。

目前治疗失眠最好的方法是以药物治疗与心理治疗相互结合，通过心理医生的帮助找到病因，针对病因进行相应的心理治疗、药物调理和仪器调节等综合疗法才能有效改善失眠。

〔三〕摆脱失眠的困扰！

5. 您的失眠是否属于原发性失眠?

所谓原发性失眠,是指没有明确的病因所引起的失眠症,通常是由于患者过分关注睡眠所引起的。

由于病因不明,因此许多因素(比如昼夜颠倒、生活习惯不良、长期饮用刺激性饮料等)有可能诱发原发性失眠。

如果您有以下任何一项特点,就可能患有原发性失眠:

☐ 人际关系失和、感情创伤、重大打击、身体疾病等因素,都有可能诱发本病。

☐ 旅行、出差、突然改变睡眠的环境等因素也会诱发本病。

☐ 患者大多具有急躁、神经质、对健康的期望较高等特质。

☐ 大多从20~30岁时出现症状,40岁以后的患者明显增多,女性患者多于男性,一般在儿童身上比较难发现。

☐ 出现失眠的种种症状,但无法确定真正病因。

☐ 排除其他器质性病变。

☐ 排除精神性疾病。

大多数观点认为,本病主要是由于心理因素所引起的。这类失眠患者在进行医疗检查时,很难发现身体上什么异常的病变，因此根本无法确定失眠的真正病因。由于患者长期对睡眠的质量不满意，甚至会出现恐惧感，害怕夜晚睡眠时间的来到。

这种失眠多见于中年人，女性患者比男性更容易发病。由于患者过分关注自己的睡眠而不能入睡，越是不能入睡则越担心焦虑，越焦虑则越不能入睡，从而导致恶性循环。

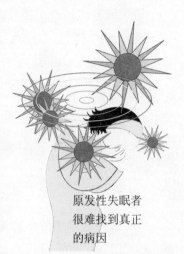

原发性失眠者很难找到真正的病因

6. 为什么在床上无法入睡，坐在沙发上反而能睡着？

心理生理性失眠的形成，是由于患者过分担心睡不着而引起的一种失眠症。

这种情况属于心理生理性失眠。这种失眠患者大多具有相同的特点，都希望自己可以一躺在床上便能立刻入睡，因此全神贯注地想要使自己在短时间内睡着。

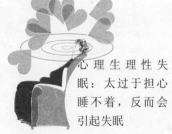

心理生理性失眠：太过于担心睡不着，反而会引起失眠

没想到，这种迫切想要入睡的心态反而会引起精神亢奋，甚至焦虑不安。久而久之，每当患者躺在床上时就会出现特别焦虑不安的状态，卧室反而成为造成无法正常入睡的因素。

7. 如何改善心理生理性失眠？

（1）养成规律的睡眠习惯，每天尽量安排自己在相同的时间入睡，如此可以养成规律的生物时钟。

（2）在入睡前，可以尝试阅读心灵小品，可以洗涤整天所累积下来的烦躁，使心情平静。但不要阅读惊险、悬疑的小说，或是打电话聊天、看电视、吃东西等，这些行为都会刺激大脑的思维活动，使自己的心情更为起伏不定。

（3）可以尝试在入睡前欣赏优雅柔和的音乐，转移自己的注意力，不要刻意担心自己无法入睡。

（4）可以尝试饮用帮助睡眠的安眠药酒，少量的酒精具有安神的功效，如果可以配合自己的体质，妥善地饮用，可以帮助睡眠。

如果仍然不能入睡，则应该立即起床，否则继续躺在床上反而会加重焦虑。此时患者可以到其他房间看电视或看书，缓和焦虑的心情，同时运用自我暗示的疗法来提醒自己，越焦虑就越难入睡，不要把失眠看得太过严重，保持平和的心态，才能克服心理生理性失眠。

8. 您的失眠是否属于继发性失眠?

所谓继发性失眠,是指后天因素所引起的失眠症,比如生理因素、心理因素、其他慢性疾病等因素都会诱发本病。

继发性失眠患者在经过详细的检查之后,大多可以找到明确的病因。并且,不同的病因会互相影响,比如,如果夜尿频繁、腹泻的症状没有改善而引起失眠,长期失眠的结果,又会引起焦虑不安的心理,加重本病的病情。

如果您有以下任何一项特点,可能患有继发性失眠:

☐ 过饱过饥、头痛、瘙痒、咳嗽、夜尿频繁、腹泻等生理因素所致。

☐ 愤怒、焦虑、恐惧、过度兴奋等心理因素所致。

☐ 其他疾病如心绞痛、胃肠病、阻塞性肺病、精神分裂症。

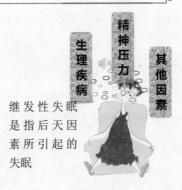

继发性失眠是指后天因素所引起的失眠

9. 为什么神经衰弱会引起原发性失眠?

除了心理因素会引起原发性失眠之外，本病经常会发生在某些神经衰弱患者身上。

睡
出健康来
Shui Chu Jiankang lai

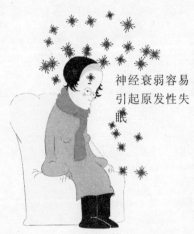

神经衰弱容易引起原发性失眠

一般来说，正常人在睡眠时，大脑会给中枢神经发出抑制的命令，使全身的组织器官得到充分的休息与恢复。

但是，某些神经衰弱患者，由于中枢神经长期处于衰弱麻木的状态，这类患者在睡眠时，即使大脑发出抑制的命令，也很难使原本活跃的生理活动进入休息的状态，而仍然处于兴奋的状态，于是患者就会出现难以入睡、睡眠时间太短、容易惊醒、醒后难以再睡等失眠的现象。

如果神经衰弱的症状长期得不到改善，就很容易发展为原发性失眠。

10. 为什么感觉昏昏欲睡，上床后反而无法入睡？

有人在上床以前似乎已经昏昏欲睡，上床以后却胡思乱想，脑子静不下来，对周围的各类声、光刺激特别敏感，时钟的滴答声、汽车的喇叭声、脚步声、别人的鼾声、室外的灯光、音乐声等，这种情况属于神经衰弱失眠。

神经衰弱失眠与心理生理性失眠并不相同。神经衰弱失眠是因为长期过度紧张或心理矛盾所引起的神经衰弱；心理生理性失眠则是由于太过于担心睡不着而引起的心理负担。

神经衰弱者通常表现为脑力不足、失眠、神经质、情绪容易波动等症状。这类患者是因为大脑皮质不能发挥正常功能，不能有效抑制中枢神经，中枢神经得不到抑制就容易造成神经兴奋。

神经衰弱者在睡眠时，由于中枢神经得不到有效的抑制，大脑得不到正常的休息状态，就会使中枢神经处于衰弱麻木的状态。更严重的是，这种状态会造成患者于隔天感觉头昏脑涨，精神不振，工作效率低下，到了晚上又担心失眠，于是更加焦虑，更难以入睡。从而，因焦虑而失眠，由失眠而焦虑，恶性循环的结果，就形成神经衰弱的失眠症。

11. 哪些原因会引起神经衰弱失眠?

根据调查指出，神经衰弱失眠患者具有两种特点，一是比正常人更容易受到外界刺激的干扰，从而引起精神衰弱的现象；二是患者本身的神经系统出了问题，这种生理上的病变又加重神经衰弱的现象。

神经衰弱失眠的病因如下:

（1）容易遭受精神刺激：一般而言，大脑组织具有相当高的耐受性，正常人在紧张忙碌的工作劳动之后，虽然产生疲劳，但只要稍事休

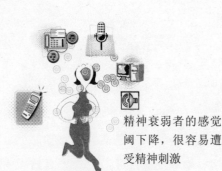

精神衰弱者的感觉阈下降，很容易遭受精神刺激

憩或睡眠后就可以恢复，并不容易出现神经衰弱的症状。

但是，如果长时间的焦虑紧张与内心矛盾，将会造成神经系统处于强烈的紧张状态，如果这些外界的刺激超过大脑组织的耐受限度，就会导致神经衰弱。

（2）神经系统的感觉阈下降：所谓感觉阈，就是人体所能感觉到的最低限度的刺激强度。一般情况下，当外界的刺激强度太弱时，人体并不能察觉，只有当刺激强度达到一定程度时，才能被我们的神经系统感知，这种感受外界刺激的界限，称为感觉阈。

神经衰弱的患者，由于神经系统的功能比较麻木衰弱，造成身体的感觉阈特别低，当人体的感觉阈降低之后，外界任何的轻微刺激都会对人体造成干扰。

因此，神经衰弱的患者对外界的刺激相当敏感，哪怕是轻微的声音、弱的光线，都会刺激患者的大脑组织，造成神经特别兴奋，这就是为什么神经衰弱者的情绪波动特别明显，容易烦躁暴怒、缺乏忍耐性的原因。

12. 您是否患了神经衰弱失眠？

如果您有以下任何一项症状表现，可能患有神经衰弱失眠：

□ 容易疲劳、精神不振，注意力不集中，记忆力减退，脑力迟钝，工作效率减退，即使充分休息也不能消除疲劳感。

□ 情绪容易波动，遇事容易激动，烦躁易怒，焦虑不安，病程在3个月以上。

□ 容易出现头痛或肌肉疼痛。

□ 长期睡眠障碍，入睡困难，睡眠时间短，容易惊醒，多梦。

□ 进行身体检查时，没有发现身体疾病，没有脑部器质性病变，也没有其他神经症或精神疾病。

13. 什么是抑郁症失眠?

抑郁症是一种常见的精神疾病。抑郁症的形成，是因为各种因素导致神经系统出现问题，以致出现精神上的异常现象。

一般来说，正常人体内会分泌各种神经传递介质，以维持各种生理功能，使人体保持正常的精神反应。例如，肾上腺皮质可以分泌多种激素，其中有一种激素称为皮质类固醇，皮质类固醇可以消除疲劳，使人保持乐观兴奋的情绪。如果体内缺乏皮质类固醇，就会使人感到情绪低落悲观。

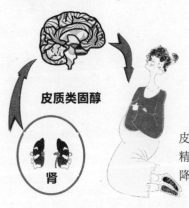

皮质类固醇

肾

皮质类固醇分泌不足，就会出现精神萎靡、情绪低落、工作效率降低等现象

研究指出，正常人在睡眠的前半段，皮质类固醇的含量会逐渐下降，而可以促进睡眠的褪黑素的含量则会逐渐增加。因此，人体可以正常进入睡眠状态。在睡眠过程中，体内各种器官组织的活动将会降低，有利于生理功能的自动修复。

皮质类固醇的含量在睡眠的后半段会慢慢上升，在天快亮时达到最高峰，使人在睡醒之后感觉精神饱满，活力充沛。如果长期睡眠不足，皮质类固醇的分泌受到破坏，不能在清晨时达到高峰，就会出现精神萎靡、情绪低落、工作效率降低等现象。

长期的精神萎靡不振，又会反过来损伤神经与内分泌系统，造成失眠，持续不断的恶性循环，就会形成失眠与抑郁症同时存在的抑郁症失眠。

14. 您的失眠是否属于抑郁症失眠？

许多长期失眠的患者，如果在接受各种治疗之后，病情没有太大的改善，往往会因此而产生悲观绝望的情绪，甚至会出现自杀的念头。

如果长期为失眠所苦却久治不愈，应该考虑是否同时患有抑郁症的可能。

根据统计，临床上大约有70%的慢性失眠患者会患有抑郁症。如果只治疗失眠的问题，忽视抑郁症的存在，疗效往往不明显。

如果您出现以下的症状，就可能患有抑郁症失眠：

☐ 入睡困难，睡眠浅，容易惊醒等睡眠障碍。
☐ 长期情绪低落，思维迟缓，兴趣减低，悲观。

睡出健康来

Shui Chu Jiankang lai

□ 心悸，胸闷，胃肠不适，便秘，食欲下降，体重减轻。
□ 病情严重者还有可能出现自杀念头或行为。

15. 如何预防抑郁症失眠？

平日摄取以下的食物，可以预防抑郁症失眠：

（1）富含糖类的食物：除了食物中的氨基酸可以合成神经递质介质之外，糖类也能够协助提高脑部氨基酸的含量。因此，如果经常感到紧张焦虑，可以补充糖类食物以放松紧张的心情。

（2）富含镁的食物：镁可以促进脑部神经传递介质的合成，提振精神。体内缺乏镁时，会使人郁郁寡欢、乏力倦怠、情绪低落。富含镁的食物如肉类、鱼类、绿色蔬菜、豌豆与大部分水果中均含有有丰富的镁。

（3）富含氨基酸的食物：大脑必须利用氨基酸来合成神经递质介质。特别是氨基酸中的色氨酸，能够提振精神，对缓解抑郁症状有很大的帮助。如果体内的色氨酸减少，神经传递素介质就会下降，使人容易出现抑郁症。富含色氨酸的食物有豆类、酵

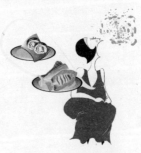

合适的食物可以预防抑郁症失眠

母、花生、牛奶、牛肉、鸡肉、鱼肉等。

（4）富含维生素B的食物：维生素B能够帮助体内氨基酸的代谢，对神经系统的修复有很大的贡献，常被用来治疗抑郁症。

富含维生素B的食品如小麦胚芽、花生、豆类、肝、肉类、牛奶、酵母、鱼、蛋黄、蔬菜、奶酪等。

16. 您的失眠是否属于主观性失眠？

这是指患者从主观上感觉自己失眠，比如总认为自己的睡眠时间太短，无法满足日常生活的需要，因此出现白天过度睡眠的现象。但实际上患者本身并没有真正出现失眠的事实根据，完全是患者主观的错误认知所致。

17. 您的失眠是否属于特发性失眠？

特发性失眠，顾名思义，就是很特别的失眠症。因为本病的患者都是从儿童时期就开始发病，并且，失眠的症状会伴随患者一辈子而很难改善，患者可能终身都不能获得充足的睡眠。有些观点认为，本病可能与遗传基因有关。

18. 睡眠不足对生长发育有何影响?

生长激素主要是在睡眠状态下分泌的。生长激素的功能主要为：①促进骨骼的生长，使身体长高。②可以促进蛋白质的合成，增强对钠、钾、钙、磷、硫等元素的摄取与利用。③可以减少人体对葡萄糖的利用，增加脂肪的代谢，促进脂肪的分解，使人体所需要的能量来源从糖代谢转向脂肪代谢。④人在幼年时，如果生长激素分泌不足，会导致生长发育迟缓，身体长得特别矮小。⑤如果生长激素分泌过多，将会引起过度生长，使身材异常高大。

许多家长经常抱怨自己的小孩发育不良，以为是营养不良，就特别为小孩准备了一大堆营养食品，结果却令人失望。实际上，人体的生长发育除了遗传、营养、运动等因素外，还与生长激素的分泌有一定关系。某些小孩之所以发育不良，很可能是因为睡眠出了问题。生长激素的分泌主要是在人体睡眠之后开始分泌的，特别是在深睡的状态下，生长激素的分泌会明显增加。有些小孩因为各种因素，比如功课压力、家庭失调、人际关系不良、欲望得不到满足等因素，都会诱发紧张或压抑的心理状态，导致睡眠发生障碍。因此，如果没有消除这些诱因，即使吃了再多的营养品，也很难看到功效。

睡出健康来

Shui Chu Jiankang lai

19. 为什么睡眠不足容易发胖?

有些人之所以发胖,并不是因为吃得太多或是不运动,而是因为睡眠不足。

正常人在睡眠状态下,体内会分泌各种激素,以维持正常的生理功能。以生长激素为例,生长激素除了可以促进人体生长发育,还可以加速体内脂肪的代谢。当人体进入深睡状态后,生长激素的分泌会达到最高峰,是白天的3倍。换句话说,

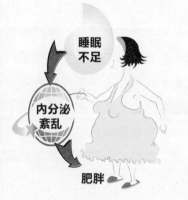

睡眠不足容易发胖

夜晚睡眠的时段内,生长激素的大量分泌一方面可以促进人体的生长发育,一方面也能防止人体脂肪的囤积而发胖。

如果长期睡眠不足,没有足够的时间可以让人体分泌足够的生长激素,就会导致内分泌系统发生紊乱,造成生长激素的分泌减少,于是体内脂肪自然就得不到充分的代谢,就容易引起肥胖。

[三] 摆脱失眠的困扰!

20. 为什么睡眠不足会加重糖尿病?

糖尿病的病因可以分为原发性与继发性两大类，临床上以血糖过高为主要特点。

大多数患者都属于原发性糖尿病，这类患者的病因目前仍然无法确定。继发性糖尿病则是由于遗传因素、免疫功能紊乱、感染、精神压力等因素，导致胰岛功能减退，胰岛素分泌不足所致。

如果糖尿病患者得不到有效的治疗，很可能会造成蛋白质、脂肪、水和电解质的代谢发生紊乱，导致感染、双目失明、下肢坏疽、心脏病变、脑血管病变、肾功能衰竭等病变。

众所皆知，糖尿病患者是因为体内的胰岛素分泌不足所引起，但是，睡眠对于胰岛素的分泌又有什么影响呢?

由于大多数糖尿病患者的病因仍然无法确认，荷兰某研究机构曾经进行一项研究，目的是观察当睡眠时间减少会对糖尿病患者产生哪些影响。

研究人员观察了9名健康人，将其分成两组，第1组夜间睡眠时间为8小时，第2组夜间睡眠时间为4小时。研究结果表明，睡眠的时间减少，会导致胰岛素的分泌降低19%～25%。

美国某研究机构也发表了一项研究报告，结论是，每天睡眠不足6小时的人，发生胰岛素异常的几率比睡眠时间相对较长的人高出4~5倍。

　　由上述的研究结果可知，糖尿病患者必须更加重视睡眠，以免胰岛素的分泌持续降低而加重病情。

21. 睡眠不足对智力有何影响？

　　美国睡眠医学协会建议，学龄前儿童每晚的睡眠时间不能少于11小时，养成良好睡眠习惯可以促进儿童智力的发育。

　　为了了解睡眠习惯对儿童智力造成的影响，美国某研究单位对8 000名儿童的家长进行了两次电话调查。第一次调查在孩子9个月大时进行，第二次调查则在孩子4岁时进行。

　　在对4岁大的儿童进行读写能力和数学智力测试时，研究人员发现，智力测试成绩的好坏与儿童的睡眠习惯有关。

　　如果儿童能够养成良好的睡眠习惯，每晚睡11小时，他们的智力测试成绩往往较高；而那些不能按时上床睡觉，每晚睡不足11小时的儿童，智力测试的表现通常较差。

22. 睡眠不足对记忆有何影响?

医学研究证实,人体的记忆必须在睡眠过程中形成和巩固。

当人体在睡眠时,大脑组织会不断地回放、分析、储存当天所发生的事物,形成并巩固记忆的痕迹。

美国某研究机构曾经进行一项研究睡眠的动物实验,研究结果指出,凡是每天缺乏睡眠的大白鼠,大脑组织会大量分泌某种激素,而这种激素会损害部分大脑组织的记忆功能,从而削弱记忆力。

因此,如果人体要维持清晰的思维,必须要有充足的睡眠。如果长期睡眠不足,人体就无法在睡眠过程中巩固记忆以及进行组织修复的活动,不但会影响大脑的思维、记忆力减退,还会引起紧张忧虑,注意力无法集中,工作效率下降等现象。

23. 为什么睡眠不足会导致皮肤老化?

肝脏的功能相当重要,一方面可以贮存体内的血液,一方面可以调节全身的气血。因此,肝脏是负责体内新陈代谢的主要器官。

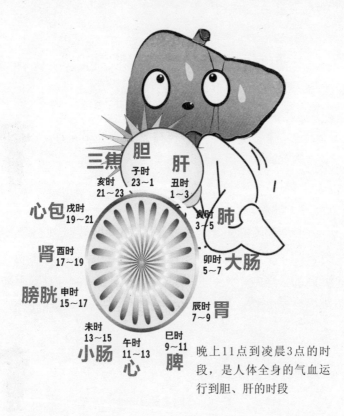

三焦 亥时 21~23
胆 子时 23~1
肝 丑时 1~3
心包 戌时 19~21
肺 寅时 3~5
肾 酉时 17~19
大肠 卯时 5~7
膀胱 申时 15~17
胃 辰时 7~9
小肠 未时 13~15
心 午时 11~13
脾 巳时 9~11

晚上11点到凌晨3点的时段，是人体全身的气血运行到胆、肝的时段

中医认为，夜晚是人体正常的睡眠时间，特别是晚上11点到凌晨3点的时段，是人体全身的气血运行到胆、肝的时段。

这个时段是人体可以进行自身修复、细胞更新、皮肤的新陈代谢最为旺盛的阶段。如果此时得到适当的休息，就可以起到延缓皮肤衰老的作用。

相对地，如果错过了这个时机，就很容易出现皮肤粗糙、干涩、晦暗、皱纹、黑斑、青春痘等问题，甚至会影响到眼睛周围的血液循环而引起黑眼圈、眼袋或是眼球布满血丝等现象。

不要把不愉快的情绪带到睡眠中，设法消除焦虑不安的心理。

☐ 您是否长期焦虑不安?

心理因素如焦虑、烦躁不安或情绪低落、心情不愉快等，都是引起失眠的重要原因，根据统计，凡是出现心理障碍的人当中，大约有85%～90%的人会同时存在睡眠障碍的问题。焦虑可导致精神紧张，产生不利于睡眠的影响。

不要把白天的生活压力带到睡眠中，设法改善抑郁的心态。

☐ 您是否精神抑郁?

生活竞争、工作压力、人际关系与环境变迁等因素，会使人产生心理和生理反应，有些人会因此而产生抑郁症，长期的抑郁状态干扰人体的生物时钟，导致神经系统的功能异常，造成大脑的功能障碍，从而引起失眠。

不要对自己要求过高，设法让自己过得轻松一点。

☐ 您是否对自己的睡眠要求过高?

有些人因为不小心犯了某些过失后，感到内疚而产生自责心理。白天由于事物比较繁忙，比较少有时间可以思考，到了夜晚时，就会在脑子里反复回忆过失事件，不断地为自己的过失感到懊悔，大脑组织长期处于兴奋状态中而无法入眠。短期失眠对健康的伤害不大，不要过分担心失眠。

　　　　短期失眠对健康的伤害不大，不要过度担心失眠。

[三] 摆脱失眠的困扰！

　□　您是否特别担心失眠？

　　有些人由于各种因素出现失眠，严重影响隔天的生活作息，就把失眠看成严重的疾病。过分担心的结果，结果一到晚上就怕自己睡不着觉，越想就越睡不着，于是又引起更严重的失眠。

　　实际上，这类患者并不只是怕失眠，更怕的是失眠所引起的后果。这与个人的心理素质有关，必须树立正确面对失眠的态度，了解短期的失眠通常只会造成生理上的疲惫。如果因为过度害怕失眠，反而又会造成心理上的伤害，更加雪上加霜。

　　　　不要要求自己一定要睡足多少时间。

　□　您是否认为睡得越久越健康？

　　睡眠时间少不见得就是失眠。有些人对睡眠的期望过高，认为睡得好，身体就百病不侵；睡得不好，身体就容易出现问题。于是，有些人只计较睡眠时间而忽视睡眠质量，如果睡眠时间不足就感到惶恐不安，赖在床上想睡个饱，这些都是不正确的观念。

实际上，睡眠应当重质不重量，睡得深才能保证睡得好，只有进入深睡的阶段才可以帮助人体恢复体力。否则，就算长时间维持在浅睡阶段而不能深睡，睡得再长也不能达到精力充沛的效果。

浅睡眠对人体衰老、智力以及免疫力的危害，与失眠造成的危害几乎相当。根据调查，浅睡眠现象在人群中的比例高达77.3%。

多梦不见得会影响睡眠。

☐ 您是否认为做梦会影响睡眠？

不少失眠者，是因为不能正确看待梦的现象，认为梦是睡眠不佳的表现，对人体有害，甚至有人误认为多梦就是失眠。这些造词错误观念往往使人焦虑，担心入睡后会再做梦，这种"警戒"心理，往往影响睡眠质量。

在睡眠过程中，做梦只发生在浅睡阶段，也就是快波睡眠阶段。在浅睡阶段中，人体的大脑组织仍然保持一定的思维活动，因此才会出现做梦的现象。如果人体进入深睡的阶段，大脑组织就会停止思维活动而进入休息的状态，此时就不会再做梦。

多梦的现象

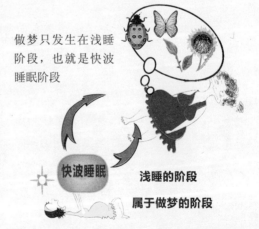

做梦只发生在浅睡阶段，也就是快波睡眠阶段

快波睡眠

浅睡的阶段

属于做梦的阶段

表示人体在睡眠之后，出现浅睡阶段的次数比较多，当事人才会记得多梦的现象。但是，只要当事人不被惊醒，睡眠过程不被打断，人体还是可以进入深睡阶段的，就不会对睡眠质量造成太大影响。

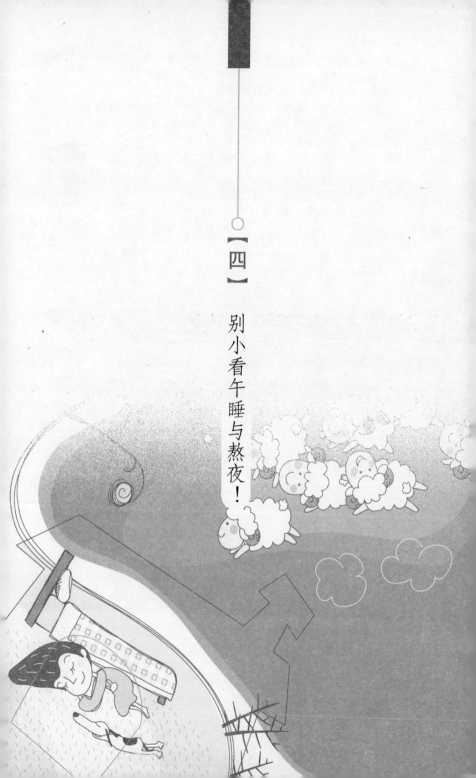

【四】

别小看午睡与熬夜！

1. 是否每个人都需要午睡？

　　每个人的体质不同，工作的性质也不相同，因此，并不是每个人都需要午睡。一般来说，脑力工作者比体力劳动者更需要午睡，其原因可以从3方面来说明：

　　（1）从早晨到中午的工作负荷，对于从事脑力工作的人来说，比体力劳动者需要付出更大的心力。也就是说，从事脑力工作的人更容易感到大脑功能的疲乏，无法继续维持精神的专注，而体力劳动者除了身体的劳累之外，不见会感到精神不继。

　　（2）中午时间通常是人体午餐的时间，午餐进食之后，大量的血液会流向胃肠道，大脑组织的功能活动会相对减弱，这段时间相当不利于脑力的工作。

　　（3）根据中医子午流注的理论，11时至13时的时段（午时），全身的气血运行到心经，是心脏进行修复工作的最好时段。如果此时没有休息而继续从事脑力工作，将会付出更大的代价才能维持精神的专注。

　　因此，凡是平时睡眠不足、体质虚弱、生病、从事脑力工作的人都应当养成午睡的习惯。午间休息片刻，不仅对于精神恢复有益，也能有助于胃肠道的消化功能。

睡出健康来
Shui Chu Jiankang lai

2. 为什么有人午睡太久，反而更加疲惫呢？

正常人的睡眠过程可以分为两个阶段：快波睡眠与慢波睡眠。这两个阶段，慢波睡眠加上快波睡眠就形成一个完整的睡眠周期，每个睡眠周期大约可以持续90~120分钟。而人体在每晚的睡眠过程中，通常会经历4~6个睡眠周期，也就是6~9小时的睡眠。

午睡过久反而会导致更加疲惫原因是，太长时间的午睡会使人体进入慢波睡眠的阶段，而在慢波睡眠醒来的人，由于达不到深度睡眠的要求要求，反而会感到睡不够饱，精神不振。

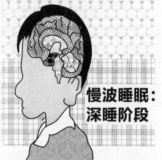

不能进入深度睡眠者，醒后就会感觉精神不振

美国太空总署的某项研究也证实同样的观点，24分钟的午睡，能够有效地改善受试者的注意力与表现。如果午睡太久，受试者反而会在清醒前半小时出现轻微的头痛、全身无力等现象。此外，午睡时间太长也会打乱生理时钟，影响晚上的正常睡眠。

3. 午睡的时间多久比较合适？

　　午睡虽然有益于健康，但是，仍然必须注意午睡的时间。

　　午睡的时间不宜过长，一般以15~30分钟最为恰当。某些受试者的睡眠时间如果超过30分钟，身体便会进入不易睡醒的深睡期，反而需要延长到1~1.5小时，才能完成一个完整的睡眠周期。

　　英国曾经进行午睡对于健康影响的研究，研究发现，每日午睡10分钟左右就可以消除疲倦，其效果比夜间多睡2小时好得多。午睡不仅能提高工作效率，还能预防冠心病。据医学家研究观察，每天午睡30分钟，可使体内激素分泌更趋平衡，使冠心病发病率降低30%。

　　研究认为，地中海各国冠心病发病率较低与午睡习惯有密切的关系。北欧、北美国家的人冠心病发病率高，其原因之一就是缺乏午睡。成人每晚睡眠不足 4 小时者，其死亡率比睡7~8小时的人高80%。这就提示人们当晚间睡眠不足时，如果能在午睡中适当补充睡眠，也将有益于延年益寿。

睡出健康来

Shui Chu Jiankang lai

4. 隔天补睡是否有助于长期熬夜?

人体的生理功能被一个隐形的平衡系统维系着一定的规律，这个平衡系统称为生物钟。如果长期熬夜，睡眠时间不正常，很容易导致生物钟发生紊乱。

随着社会的竞争压力的增大，许多人必须选择在夜间工作，因此，长期熬夜就成许多现代人的生活形态。熬夜的人往往会在第二天补觉，以为只要睡得足够，就可以靠着补觉来偿还前一晚所欠下的睡眠债。但是，针对补觉效应对长期熬夜所造成的影响，美国曾经进行一项研究。

研究人员选取9个人作为测试组，另外选取8个人作为对照组。9名测试组的人员必须保持清醒33小时后才能睡10小时，而8名对照组的人员则按照正常的生活规律，每晚睡眠7~8小时，如此持续3周。

实验结果表明，测试组在保持清醒33小时再进行首次补觉之后，他们的表现与对照组并没有太明显的差异，说明补觉的效应似乎还能发挥一定的作用。但是，当第一次补觉之后，测试组就很难在接下来的33小时中保持正常，测试组的人员会出现疲劳倦怠、频频打瞌睡、注意力无法集中等现象，说明补觉并不能真正恢复体力，不可能偿还之前所欠下的睡眠债。补觉不能缓解熬夜对身体的危害。

5. 熬夜对内分泌系统有何危害?

熬夜会造成内分泌系统紊乱。

人体的肾上腺皮质激素和生长激素都是在夜间睡眠时才开始分泌的,肾上腺皮质激素在黎明前分泌,具有促进人体糖类代谢、肌肉发育的功能;生长激素在入睡后才产生,既促进青少年的生长发育,又延缓中老年人衰老。

长期熬夜,将会导致内分泌系统发生紊乱,出现青春痘、黄褐斑、黑斑、头发脱落、皮肤干燥、晦暗无光等毛病。

6. 熬夜对免疫功能有何危害?

熬夜会造成免疫功能下降。

医学研究发现,如果人体每天减少4小时的睡眠,体内的免疫细胞活力就会减弱28%;而获得充足睡眠后便可恢复免疫系统的功能。

当人体生病时,患者特别想要睡觉的原因,是因为人体可以通过睡眠来修复生理组织,增强免疫功能,帮助人体早日恢复健康。睡眠不足会使白细胞量减少,免疫功能下降,对抗外来病毒和细菌感染的能力下降。手术后的病人如睡眠不好,伤口愈合的时间会明显延长。

7. 熬夜对中枢神经有何危害?

熬夜会造成神经衰弱。

人体的生理功能除了大脑之外,大多数器官如心脏、肠胃等都受中枢神经的支配。中枢神经又可以分为交感神经和副交感神经。

交感神经的功能在白天比较活跃,人体才能发挥正常的生理功能,精神饱满,活力充沛;当人体进入睡眠之后,交感神经则受到抑制,内脏器官才能得到充分的休息放松,而此时的副交感神经则呈现活跃状态。

人的交感神经应该是夜间休息,白天兴奋。而熬夜者的交感神经却是在夜晚兴奋,这样人在白天会出现精神不振、头昏脑涨、记忆力减退、注意力不集中、反应迟钝等现象,如果病情持续恶化,还会导致失眠、健忘、焦虑不安等神经衰弱的症状。

8. 熬夜对气血有何危害?

熬夜会造成阴虚火旺。

对于熬夜者来说,熬夜的时段中得不到正常的睡眠,身体必须付出更多的生理活动来应付超负荷的工作,因此很容易出现口干舌燥、心跳加快、频频盗汗等阴虚火旺的症状。

此外，因为要熬夜，有些人晚餐会吃得特别多，还有些人在熬夜时会不由自主地大吃一顿，更加打乱了胃肠消化吸收的规律，因此熬夜者也经常会患有消化不良等肠胃毛病。

9. 为什么熬夜也会引起癌症?

据统计，经常上夜班的女性，患癌症的几率是上日班女性的1.5倍，而且上夜班次数越多，患癌症的风险越大。

澳大利亚某研究学会指出，由于发生癌变的生理组织是在细胞分裂中产生的，而细胞的分裂通常又是在睡眠中进行，因此，一旦人体的睡眠规律不正常，不仅内脏器官得不到休息，自主神经也容易紊乱，因此而很难控制癌细胞的突变，进而可能导致子宫肌瘤、子宫内膜癌、乳腺癌的发生。

10. 为什么浓茶，咖啡，香烟是熬夜征候群的帮凶？

　　许多人在熬夜时，担心精神不振，就准备大量的浓茶和咖啡来提神；有些人则不断地抽烟，想要以香烟来刺激大脑，以度过漫漫长夜。

　　但是，一般人却不知道，长期或大量的摄取咖啡因或尼古丁，往往会严重损害健康，特别是在熬夜时，人体的免疫功能与内分泌系统处于紊乱的状态，更容易遭受咖啡因或尼古丁的破坏而引起其他的疾病。

　　咖啡因与尼古丁对人体的伤害如下：

　　（1）咖啡因是从茶叶、咖啡果中提炼出来的一种生物碱，如果长期或大量的摄取，会引起阵发性惊厥和骨骼震颤，损害肝、胃、肾等重要内脏器官，诱发呼吸道炎症、妇女乳腺瘤等疾病。

　　（2）研究报告指出，有些人的体质对于咖啡因特别敏感，如果每日服用超过250毫克（相当于2~3杯的现煮咖啡），就会导致中枢神经系统过度兴奋，症状表现为：烦躁、心跳不规则或过快、兴奋、脸红、思维涣散、神经过敏、焦虑、肌肉抽搐、尿液增加、胃肠道紊乱、失眠等现象。

　　（3）咖啡因会促进胃酸的分泌，持续高剂量摄入将会导致消化性溃疡、糜烂性食道炎和胃食管反流病。

（4）烟草中的尼古丁是一种生物碱，会使人上瘾或产生依赖性。尼古丁会促使心跳加速、血压上升、食欲不振，如果短时间内摄取大剂量的尼古丁会引起呕吐、恶心，严重时会导致死亡。

（5）许多研究表明，吸烟能损害人体的各种组织器官，会引起癌症、高血压、冠心病、脑中风、消化性溃疡、慢性支气管炎、肺气肿等多种疾病，吸烟已成为继高血压之后的第二号健康杀手。

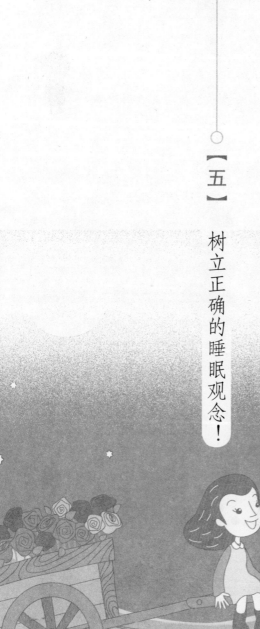

【五】

树立正确的睡眠观念！

1. 体温高低的变化对睡眠会有哪些影响?

如果您经常睡不着或是睡不安稳,可以测量一下自己的体温,看看是否因为体温偏高。

研究证实,体温高低的变化可以影响人体的睡眠周期。临睡前体温较高的人,代表神经系统仍然处于亢奋的状态,越不容易入睡;临睡前体温较低的人,代表神经系统已经进入平和的状态,比较容易入睡。

为了观察体温高低的变化对于睡眠的影响,美国某机构曾经进行一项研究,研究人员选择两种睡眠特质的受试者来作为观察的对象,将受试者分为早睡早起组以及晚睡晚起组。

研究数据显示,当研究人员在测量这两组受试者的体温变化时发现,早睡早起者的体温在傍晚时会开始下降,在隔天早晨开始升高,并且到了上午时体温会达到最高点。晚睡晚起者的体温会在傍晚时体温出现最高点,当天深夜开始下降,到了隔天中午之后才开始升高。

结果表明,早睡早起者由于习惯于提

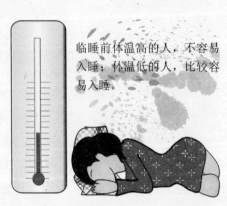

临睡前体温高的人,不容易入睡;体温低的人,比较容易入睡。

睡出健康来

Shui Chu Jiankang lai

早上床准备睡眠，此时的生理活动大多已经进入休息的状态，因此体温大多偏低，人体才能容易入睡。

晚睡晚起者由于习惯于晚间从事活动，人体为了应付生理活动的需要，必须保持亢奋的状态，因此体温大多偏高，人休才有可能维持清醒而不会睡着。

2. 早睡早起的睡眠方式有何特点?

早睡早起者的特点为每天很早醒来，早晨精神特别充足，到下午工作效率就逐渐降低，等到夜幕降临，即昏昏欲睡，一上床就能很快入睡，这类人很少失眠。

如果我们用体温高低变化的理论来解释，长期从事体力劳动者大多属于早睡早起的睡眠方式。因为早睡早起者在白天的体温较高，白天的生理活动比较亢奋，因此主要的工作都在白天。

3. 晚睡晚起的睡眠方式有何特点?

晚睡晚起者的特点为习惯在夜晚工作，每到夜晚精神特别充足，毫无倦意，甚至一直要忙到快天亮时才愿意勉强上床就寝。早晨醒来后，仍然睡眼惺忪，精神不振，必须等到下午，精神才能逐渐恢复，这类人即使让他们提到上床也很难入睡。

如果我们用体温高低变化的理论来解释，从事脑力劳动者大多属于晚睡晚起的睡眠方式。因为晚睡晚起者在夜晚的体温较高，夜晚的生理活动比较亢奋，因此主要的工作都在夜晚。

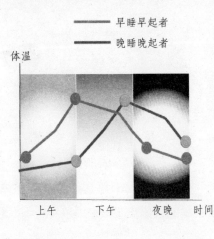

—— 早睡早起者
—— 晚睡晚起者

体温

上午　下午　夜晚　时间

晚睡晚起者在深夜的体温较高，因此不易入睡。

早睡早起者在深夜的体温较低，因此容易入睡

4. 是否控制好体温就能容易入睡？

在夜晚睡眠时，习惯于早睡早起或晚睡晚起的人会出现不同的体温差异，因此，我们设法控制体温的高低，就能影响睡眠的质量。

某研究机构曾经进行过一项研究，实验设计是通过体温的控制来观察体温变化对人体睡眠的影响。

　　研究中，有6人接受实验，受试者必须生活在洞窟中，避免外界的干扰，保持空气新鲜、恒温、恒湿的环境。

　　其中1人的体温高峰出现在上午9～11时，就寝时间安排在晚上22:30，此时受试者的体温正在下降，结果证实受试者很快就能入睡。

　　另外4人则通过不同方式破坏生活规律，使其体温在夜晚22:30时仍旧维持很高，然后安排这4人在这个时段中睡眠，结果证实受试者很难入睡。

　　另有1人则使其在凌晨1时体温依然很高，结果证实此人在1时30分以前无法入睡。

　　本次的研究结论为，大多数人的体温是在下午稍高，入夜后就渐渐下降。

　　当人体的体温处于下降的阶段时，是最适合睡眠的时段；当体温处于上升的阶段时，人体则容易觉醒。

　　由此可知，人体的体温变化会影响生物时钟的节律。控制体温的方法很多，例如在临睡一两个小时前从事缓和的运动，想办法舒展自己的筋骨，如散步、慢跑、柔软体操、冲凉洗澡等，不但能缓和情绪，并且能使临睡前的体温有所下降。

5. 剧烈运动是否可以帮助睡眠?

听说运动有助于睡眠，有些人就刻意在临睡前进行剧烈的运动，使自己感到极度疲劳，没想到，这样反而更加难以入睡，这是什么原因呢？

睡出健康来
Shui Chu Jiankang lai

这是因为适量的运动，可以促进人体的大脑组织分泌某些抑制神经兴奋的介质，迅速缓解疲劳与紧张的情绪，使人身心放松而容易入睡。

但是，促进睡眠的运动时间并不是毫无限制，最合适的时间应当是傍晚时候，此时从事运动可以得到放松身心的最佳效果。一般情况下，尽量不要在临睡前进行剧烈的运动。

如有必要，在临睡前只能进行缓和的活动。例如，可以在临睡前做一些散步、慢跑之类的运动，使身体微微出汗时随即停止。在轻微运动后，体温会稍微升高然后逐渐下降，此时应当稍为休息30～40分钟，使体温完全降低之后再上床睡觉，非常有利于睡眠。

6. 为什么剧烈运动会影响睡眠?

在临睡前，千万不要进行剧烈的运动，其原因可以从两方面来说明：

（1）剧烈运动会使体温上升，人体为了保持体温的恒定，必须进行一系列的生理活动，比如皮肤表面的血管扩张，以促进排汗来散热，非常不利于睡眠。

（2）剧烈运动会使心跳加快，肌肉、毛细血管扩张，血液流动加快，大量的血液流到肌肉组织，反而会使神经系统与精神更兴奋。其后果就是，即使此时身体已经相当疲倦，但心理上却丝毫没有睡意。

7. 是否年纪越大就睡得越少?

美国睡眠学会指出，66~83岁的老人比40~55岁的中年人要少睡20分钟；而中年人又比20~30岁的年轻人少睡23分钟。随着年龄的增长，老年人的实际睡眠时间会逐渐明显减少。与年轻人相比，老年人比较容易在睡眠中清醒过来，而且清醒的时间也比较长。

许多老年人会经常疑惑，认为一定是身体出现了什么问题，才会导致睡眠变得越来越短。为了探讨不同年龄所需要的睡眠时间，英国某研究机构曾经进行一项实验，共有110名睡眠正常的成年人参加这项试验，其中44名为年轻人，35名为中年人，31名为老年人。

在试验的第一天，所有人先正常地睡一个晚上，接下来的第二天与第三天的夜晚，所有人在这两晚的睡眠都会被刻意打断，第四个晚上则恢复正常的睡眠。

研究数据显示，在第四个晚上的正常睡眠中，年轻人平均熟睡的时间为433.5分钟，中年人为410分钟，老年人为390分钟。

此外，年轻人深睡的时间为118.4分钟、中年人为85.3分钟，老年人为84.2分钟。

在白天的休息时间中，年轻人平均躺8.7分钟就入睡、中年人需要12分钟，老年人则要超过14分钟才能入睡。本次的研究结论为，老年人往往会随着年纪的增加，逐渐减少睡眠的时间，并且正常入睡的时间会逐渐延长。但是，即使睡眠的时间逐渐减少，也不会影响老年人的正常作息。

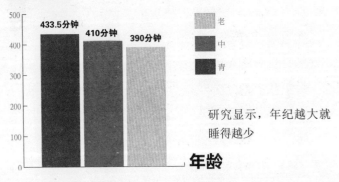

睡眠时间

433.5分钟　410分钟　390分钟

老
中
青

研究显示，年纪越大就睡得越少

年龄

睡出健康来

Shui Chu Jiankang lai

8. 褪黑素有何特点?

科学家在人类的大脑组织中，找到一种由松果体所分泌的激素，称为褪黑素。科学家发现，褪黑素可以抑制中枢神经系统，缓解兴奋的大脑组织与生理活动，因此被用于改善睡眠，增加失眠者的睡眠时间。

褪黑素的出现，曾经是医学上的一大贡献，许多失眠患者曾经对褪黑素趋之若鹜，认为它可以用来帮助入睡。

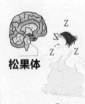

松果体

松果体可以分泌褪黑素，帮助睡眠

● 褪黑素的特点:

（1）人体在夜晚睡眠时，黑暗的环境会刺激松果体合成并分泌褪黑素，褪黑素会诱发人体产生浓浓的睡意。天亮时，松果体受到光线的刺激就会逐渐减少，此时就会从睡眠状态中觉醒过来。

（2）研究发现，褪黑素对光线的刺激很敏感，白天光线充足时，褪黑素的分泌会减少，晚上光线不足时，褪黑素的分泌会增多。

（3）褪黑素的分泌会随着年纪的增长而有所差异。一般来说，7岁时人体内的褪黑素分泌会达到最大值；40岁时只剩下青年时的1/4；50岁时只剩下1/6；60岁时则会降到1/10。

（4）随着年龄的增长，褪黑素的分泌会逐渐减少，造成人体需要的睡眠时间越来越少，甚至因此导致有些人会出现失眠、多梦、疲劳健忘等衰老症状。

（5）适当补充褪黑素，可以改善睡眠、防止老化、增强抵抗力。因此，长期为失眠所苦的人可以补充富含褪黑素的食物来促进睡眠。这类食物包括燕麦、甜玉米、西红柿、香蕉等。

9. 为什么褪黑素不能保证让所有人安然入睡？

由于褪黑素对于中枢神经系统具有抑制和镇静的作用，许多失眠者纷纷服用褪黑素来改善睡眠。但是，我们在服用褪黑素时必须相当慎重，因为褪黑素只对一部分失眠者有效。

褪黑素并不是万能的安眠药，其原因如下：

（1）不适于心理因素引起的失眠：失眠的原因相当复杂，如果是因为心理因素失眠，褪黑素就完全无效。

（2）很难确定有效的剂量：褪黑素的服用量很难明确规定。因为有些人的体质对褪黑素很敏感，即使服用1毫克就会出现很明显的安眠作用，而有些人服用6 000毫克却毫无反应。

（3）造成内分泌紊乱：长期服用褪黑素后，反而会造成人体无法正常分泌褪黑素，导致内分泌系统紊乱，引起更严重的失眠。

虽然褪黑素对改善睡眠具有一定的作用，但是，1994年，美国相关部门规定，褪黑素不能作为疗效明确的药物，只能以辅助食品的名称上市。美国政府规定生产厂商在褪黑素产品的外装上必须标明：本产品不得企图用于诊断、治疗或预防任何疾病。

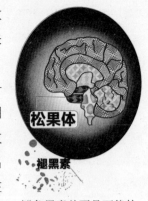

松果体

褪黑素

褪色黑素并不是万能的安眠药

[五]树立正确的睡眠观念！

褪黑素曾经风行一时，但因为褪黑素的功能并不确切，这股潮流很快就消退。目前除了美国等个别国家和地区把褪黑素视为保健食品之外，绝大多数国家均对褪黑素的采取谨慎的态度，纷纷将其视为处方药严格控制，不得在药店里自由销售。

10. 为什么吃得太辣会影响睡眠质量？

有些人会有以下的经验，平时睡眠质量不错，很少失眠。某天夜晚却突然感觉翻来覆去、辗转难眠，既没有精神压力，也没有生理疾病，这是什么原因呢？

这可能是脾胃不和的缘故。中医认为，如果吃得太饱，或是太过于饥饿，或是食用辛辣刺激、油腻食物等因素，都会造成脾胃不和的现象。如果在夜晚睡眠时出现脾胃不和的症状，就会引起失眠的现象。这种脾胃不和导致失眠的理论，在现代医学中也得到了证实。

澳大利亚某研究机构曾经对一群年轻男性进行试验，结果发现受试者在大吃了一顿主要用辣椒酱和芥末酱调味的辛辣晚餐后，睡眠模式发生了显著改变。

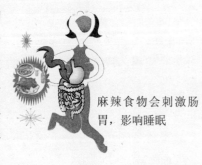

麻辣食物会刺激肠胃，影响睡眠

脑电波监测显示，受试者的快波睡眠和慢波睡眠的持续时间都出现时间缩短的现象。这种现象表示受试者进入深睡的睡眠时间缩短，以及较长时间的辗转反侧。在睡眠的第一周期，体温会上升，而这也会导致睡眠质量降低。

事实上，辛辣刺激的食物会对人体的睡眠造成一定影响。辣椒所含的辣椒碱等刺激性物质会通过刺激人体的舌尖，进而刺激大脑中枢神经和身体各部分的神经末梢，导致心跳加快、体温上升，使人感觉兴奋刺激；此外，辣椒、花椒、胡椒、大蒜、生姜等食物为强烈刺激肠胃，很容易促进肠胃道的蠕动加速甚至出现痉挛的现象。

根据中医的观点，除了辛辣刺激的食物之外，凡是会造成消化不良的食物，都有可能在夜晚睡眠时增加脾胃的负担，引起大量的血液流向脾胃以进行消化工作。当人体在进行消化工作时，体内的气血得不到休息的机会，大脑功能必然会处于兴奋的状态，最后就会引起失眠的现象。

11. 为什么服用安眠药后，却未见睡眠改善？

　　有些人在服用安眠药之后，不仅无法根治失眠的现象，只要稍一停止服用药物，就会引起更严重的失眠。有些人还会因此成瘾，必须长期依赖安眠药，不断地加重药量来控制失眠。等到病情继续恶化到一定程度时，甚至连安眠药也无济于事，这是什么原因呢？

　　随着生活形态的改变，现代人的生活压力越来越大，失眠成为许多人的共同病。但是，造成失眠的原因相当复杂，并不是所有类型的失眠患者都适合以安眠药来治疗。比如忧郁症所引起的失眠应当选择服用抗抑郁药；精神分裂症所引起的失眠应当选服用抗精神病药；心脑血管病、咳嗽、哮喘、尿频等疾病所引起的失眠应当找到疾病的病因，只要将原发病治疗好了，失眠症也就可以随之缓解。

　　如果是心理因素所引起的失眠，比如情感问题、财务纠纷、工作压力、人际关系等，则必须找到症结所在，寻求心理治疗，设立解决心理上的矛盾，改变自己的人生观，才能收到正本清源效果。

12. 安眠药有哪几种类型？

在临床上，失眠患者的典型症状，通常表现为入睡困难，睡眠较浅和容易惊醒，睡眠时间短3种类型。

针对这3种类型的失眠症，安眠药可以分为短效型、中效型、长效型3种。

短效型安眠药的药性发挥最快，但作用时间较短，可以用来治疗入睡困难的失眠者。

中效型安眠药的药性发挥较慢，但作用时间较长，可以用于睡眠较浅和容易惊醒的失眠者。

长效型安眠药的药性发挥最慢，但作用时间最长，可以用来治疗入睡眠时间短的失眠者。

13. 使用安眠药有哪些禁忌？

不少人使用安眠药来治疗失眠，但长期服用的结果，安眠药往往又会造成患者更难以入眠，达不到治疗效果。因此，调整日常的生活作息，养成运动的习惯才是根治失眠的真正方法。特别是运动所带来的功效，可以使人体全身的肌肉组织在运动之后产生极度的疲劳感，这种疲劳感会使人想要睡眠以恢复体力，因此，千万不要只相信安眠药，却忘了什么是根治失眠的最佳疗法。使用安眠药的注意事项：

（1）安眠药在体内大多是经过肝脏、肾脏代谢的，长期服用会增加肝肾的负担，有的还会引起肝肿大、肝区疼痛、黄疸、浮肿、蛋白尿、血尿、恶心、腹胀、食欲不振、便秘等症状。

（2）有些安眠药会引起精神不振、智力减退、血压下降、甚至而会造成呼吸衰竭等中毒反应。

（3）长期服用安眠药容易使人体产生耐药性和依赖性，甚至成瘾，以致引起精神障碍，或是诱发其他疾病。

（4）在服用安眠药一段时间之后，如果睡眠状况有所改善时，就应立即停止使用。

（5）可以选择几种药性不同的安眠药交替使用，以减少依赖性。服用药物时应当在医生的指导下进行，注意药品的禁忌与副作用。

14. 为什么长期昼夜颠倒的人，容易性情暴躁？

　　每个人体内都存在着多种自然节律，如体温、脉搏、情绪、血压、内分泌、月经周期等，这些自然节律常称为生物钟。

生物钟可以调节全身各种器官的生理功能，
以及掌管睡眠、清醒等多种活动。

美英两国的研究机构曾经对生物钟、睡眠和情绪之间
的关系进行研究。研究人员发现，受试者如果在生物钟仍
然处在睡眠的阶段被唤醒，即使已经睡了很长时间，仍然
会感觉情绪不好。

如果在生物钟仍然
睡眠时被唤醒，即
使用睡了很久，仍
会情绪不好

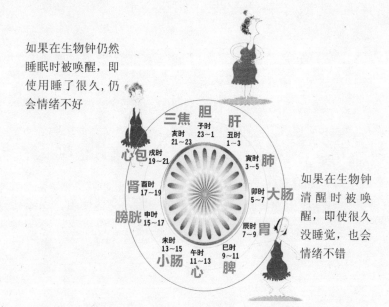

如果在生物钟
清醒时被唤
醒，即使很久
没睡觉，也会
情绪不错

相反地，即使受试者已经长时间没睡觉，如果生物钟处
在清醒的阶段，那么他也会感觉情绪不错。

本次的研究结论为，人体的生物钟可以决定个人情绪的
好坏。人体的情绪好坏不仅受到睡眠时间长短的影响，还会
受到入睡和起床时间的影响。由此可知，如果经常改变个人
的入睡和起床时间，必定会影响人体的情绪表现。

现代医学的生物钟观点与中医的观点相当类似。中医

认为，人体内的气血必须得到正常的运行与疏泄，才能维持健康的生理功能与稳定的情绪。在五脏六腑中，肝脏可以储存人体的血液，疏泄全身的气血，如果肝脏不能发挥正常的功能，就很容易造成气血运行不畅，出现情绪急躁的现象。中医所谓"暴怒伤肝"，就是这个道理。

根据子午流注的理论，夜晚10时至凌晨3时的时段，人体内的气血会流注于肝胆，此时肝胆两经的气血最为旺盛，正好可以用来作为修复肝胆的生理功能。如果这个时段，人体不能正常入睡，气血就会停留在大脑组织或其他脏腑以维持人体的生理活动，气血就不能再流注于肝胆，久而久之，就会造成肝胆的损伤，肝胆损伤之后就容易造成性情暴躁。

15. 子午流注与睡眠有何关系？

所谓子午流注的理论，子午是指时辰，流是流动，注是灌注，子午流注理论将一天24小时分为12个时辰，每个时辰都可以反映出人体内气血流注于十二脏腑的位置。古人根据气血流在不同时辰注于不同脏腑的规律，使用治疗方法来调理脏腑气血，以达到保健治疗的目的。

子午流注的理论认为：

人体在子时（晚上11时至次日1时），气血流注于胆经，此时胆经的血最为旺盛，适合胆经的修复。如果这个时段没有正常入睡，就容易罹患胆囊炎、胆结石一类的疾病。

人体在丑时（1时至3时），气血流注于肝经，此时肝经的血最为旺盛，适合肝经的修复。如果这个时段没有正常入睡，就容易罹患肝病、容易郁闷烦躁。经常熬夜最容易伤害的器官就是肝脏。

16. 适度饮酒，是否可以帮助睡眠?

在临睡前，适度喝点酒，可以帮助睡眠。

有些观点认为，通过喝酒来帮助睡眠，不但没有帮助，反而会让人喝酒成瘾，这种观点不完全正确。酒就像咖啡一样，过度饮用确实会让人成瘾，但是许多人可以靠着喝咖啡来提神，为什么就不能靠着喝酒来帮助睡眠呢?

原因很简单，是因为大多数人都认为喝酒会伤肝，因此对酒精敬而远之，以为只要一碰到酒，就会立刻损害健康。实际上，医学报告指出，适量的酒精可以增加血液的循环，同时具有镇静安神的作用，当然，如果长期大量饮酒，必然会损伤肝脏的功能。

每个人的体质不同，体内对于酒的代谢程度也不会完全相同，一般来说，每天摄取20~30毫升的酒，可以帮助睡眠，并且可以通过人体的正常代谢排出，不至于引起任何的副作用。只要控制好喝酒的量，就不至于成瘾。

根据笔者体会，每天摄取20~30毫升的酒很难发挥明显的安眠效果，此时可以在酒中浸泡一些补益肝肾的药材，通过补肾固精，使心神安定来帮助睡眠，失眠的患者可以尝试饮用。

安眠药酒的配制方法：

枸杞子30克，杜仲20克，山萸肉10克，茯苓20克，天麻15克，淫羊藿30克，生石膏30克。

（1）将以上药材清洗干净，晾干之后，磨成细粉，放置于玻璃瓶中，加入800~1 000毫升的酒。

（2）浓度太高的酒不容易浸泡出药材的成分，浓度太低的酒则不易长期保存，因此，酒的浓度通常以40%最为适合。

（3）浸泡的时间为14~21天，每天必须摇动酒瓶，使玻璃瓶中的药材与酒液混合均匀，帮助药物成分的溶解释出。

17. 安眠药、中药、褪黑素对于改善睡眠有何特点？

安眠药：安眠药的药理作用，主要是通过抑制中枢神经系统来使人入睡。安眠药具有明确的专一性，效果最为迅速。

但是，安眠药并不能真正根治失眠的症状，许多人在停止服用安眠药之后，反而又会加重失眠的现象，容易造成病人的依赖性与耐药性。而且安眠药的副作用相当明显，会引起头痛、头晕、烦躁易怒、智力减退、记忆力下降；更严重的是，安眠药会加重肝、肾的代谢负担，造成各个组织器官的损害。

中药：中医必须根据不同患者的症状表现来用药。这种辨证施治的方法虽然具有一定的疗效，但是由于各个患者体质不同、病情的类型与轻重不同，因此，中药治疗失眠的效果比较缓慢，甚至因为病人缺乏长期接受治疗的信心，以致最终毫无效果。

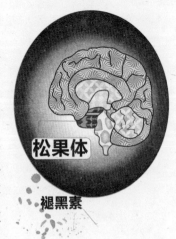

松果体

褪黑素

褪黑素并不是能够影响睡眠的主要因素

褪黑素：睡眠虽然与大脑分泌的褪黑素有关，但是，褪黑素并不是能够影响睡眠的主要因素，想要服用褪黑素来促进睡眠的效果十分有限。更何况，如果不能恢复大脑松果体正常分泌褪黑素的功能，仅靠从休外来补充褪黑素，反而会更加抑制松果体分泌褪黑素的功能，从而加重失眠。

【六】 扰人的睡眠异常行为！

1. 为什么睡眠中会出现做梦、说梦话、梦游等异常行为?

　　睡眠的深浅会导致人体出现不同的异常行为。研究指出，许多睡眠中异常行为的出现，如果不是发生在快波睡眠的浅睡阶段，就是发生在慢波睡眠的深睡阶段。

　　当人体在清醒的状态时，大脑组织会接受来自于外界的各种信息，这些信息都会被大脑组织重新整理，形成思维，并且储存起来而成为记忆。

　　大脑组织是由许多神经细胞所组成，不同的神经细胞具有不同的功能，有的负责运动，有的负责言语，有的负责思维，有的负责视觉。

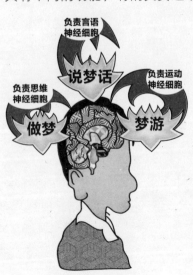

大脑神经没有休息所造成的影响

　　当人体进入睡眠状态之后，生理功能的活动也应当进入休息的状态。如果此时某一部分的大脑组织没有休息，仍然继续进行重新整理各种信息的活动，就会出现做梦的现象。并且，由于大脑组织此时不可能像清醒状态时具有条理分明的思维活动，而是出现许多不连贯的思维，这种状态下所做出来的梦，往往是不连贯的，甚至可能有乱七八糟的情节。

2. 为什么睡眠中会出现鬼压床？

鬼压床通常发生在快波睡眠的浅睡阶 段。

鬼压床又称为睡眠瘫痪，是指在刚入睡或是将醒未醒的时候，患者会突然感觉异常的幻觉或声音，这种幻觉令人感到相当害怕，但是身体就是动弹不得，拼命挣扎数分钟后，才终于醒来，醒来后，会觉得全身疲乏无力，甚至满身大汗。

这类患者之所以会出现幻觉、幻听以及全身动弹不得的现象，主要是因为意识已经从睡眠中清醒过来，但全身肢体的肌肉仍停留在休息的状态，因此才会出现身体不能听从指挥的情况。

鬼压床通常发生在快波睡眠的浅睡阶段。在这个阶段中，大脑组织的功能活动尚未完全进入休息的状态，由于睡得很浅，大脑组织的思维活动并没有完全静止，于是人体会开始做梦。并且，大多数人在醒来后能够回忆梦中的情景。

3. 为什么睡眠时会说梦话，醒后却毫无印象？

说梦话不等于做梦。因为两者出现在不同的睡眠阶段。

有些人在睡觉时会自言自语，或是发出奇怪的声音，醒来后却忘得一干二净，这种情况就称为梦呓。梦呓就是所谓的"说梦话"，是指在睡眠中讲话或发出除了鼾声以外的某种语音，如发笑、哭泣、悲叹、呻吟等音调，属于睡眠障碍的一种。

研究发现，说梦话与做梦并没有直接的关系。因为大多数说梦话的现象都发生在慢波睡眠的深睡阶段，人体在这个阶段中，大脑的思维活动已经进入休息的状态，并没有清醒的意识，因此不可能做梦。并且说梦话者在清醒后，无法回忆梦呓内容。

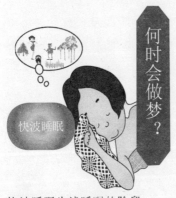

何时会做梦？

快波睡眠

快波睡眠为浅睡眠的阶段，比较容易做梦

人体出现做梦的情况，大多发生在快波睡眠的浅睡阶段，在这个快波睡眠阶段中，大脑组织还能保持清醒的活动功能等，因此才会出现做梦的情况。并且，做梦的人在清醒后，有些人可以回忆梦中的事情。

睡出健康来
Shui Chu Jiankang Iai

4. 哪些原因会引起说梦话（梦呓）？

（1）精神压力：
紧张忙碌的生活，或是
长期情绪压抑者。

（2）神经衰弱：
某些神经症疾病或是神
经系统不稳定者。

（3）体质偏热：
从中医的角度来分析，
体内的火气太大，导致

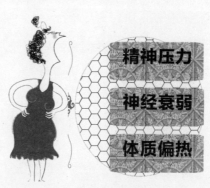

引起说梦话

心火或是肝火太过炽盛者，症状表现为口干口苦、口腔溃疡、烦躁不安、性情急躁等症状。

5. 为什么睡眠时会突然惊醒？

睡惊症与梦魇不同，梦魇者在清醒之后，可以记得梦中的情境；睡惊症患者在醒来后，通常不会记得曾经发生的睡惊症现象。

有些人在睡眠中会突然惊醒、表现为两眼直视、表情紧张恐惧、心跳与呼吸的频率加快、大汗淋漓等现象，这种情况属于睡惊症。睡惊症又称夜惊，是指患者从睡眠中突然醒来并惊叫，通常发生在睡眠前三分之一阶段，大约在入睡后15~30分钟左右，是睡眠障碍的一种。

● —— **睡惊症的特点** ————————————————●

（1）发生在慢波睡眠的深睡阶段，每次发作持续约1~2分钟。

（2）大多发生在儿童时期，以5~7岁最为常见，男略多于女。

（3）睡惊症患会出现明显的生理反应，比如高声尖叫、面色苍白、惊恐表情、心跳和呼吸加快、大汗淋漓，使周围的人感到惶恐万分，但本人却什么也不知道，醒后也无法回忆。

梦魇者是自己从噩梦中惊醒，对梦中所发生的事物感到恐惧，但是周围的人却看不出什么明显的生理反应。总之，夜惊可以吓着别人，梦魇则会吓着自己。

6. 哪些原因会引起睡惊症？

（1）心理因素：意外事故、学习紧张、生活压力、家庭冲突、父母分离、看恐怖影视等因素均是重要的诱发因素。

（2）生理因素：过度疲劳、疾病、体质虚弱等均是诱发因素。

（3）遗传因素：50％的睡惊症患者具有家族遗传史。

7. 如何预防睡惊症?

（1）良好的睡眠习惯：睡前不要吃过多的东西，睡觉时不要开着灯，保持空气流通与正确的睡姿。

（2）放松情绪：尽量避免可能诱发夜惊的因素；采用心理疗法，进行心理疏导，解除患者的焦虑；在临睡前聆听轻松的音乐以解除压力。

（3）适度运动: 运动可以放松身心,提高睡眠的质量。

8. 为什么会出现睡觉磨牙?

睡觉磨牙通常发生在夜间入睡以后。患者会做出磨牙或紧咬牙根的动作，发出咯吱咯吱的声音。但是，患者本人通常不会知道自己出现磨牙的现象，而是通过他人的告知。

磨牙的现象通常发生在年龄在6~13岁的儿童，这个年龄阶段的儿童处于换牙期，为适应上下牙齿磨合，比较容易出现磨牙现象，这种情况属于正常的生理反应。如果过了换牙期的人还经常出现磨牙的现象，大多属于疾病的症状表现。

研究指出，某些孩子磨牙，可能是由心理因素引起的。比如，家庭不和、父母离异会使孩子心灵受到创伤；贪看电视、功课紧作业多、学习不好遭父母训斥，这些因素都可能造成儿童产生焦虑、烦躁、紧张等不良情绪，出现夜间磨牙的现象。

9. 睡觉磨牙对健康有何伤害？

如果长期出现睡觉磨牙得不到改善，可能会引起其他并发症，如睡眠质量下降、记忆力减退、引发口臭或口腔异味等症状。

长期磨牙还会导致咀嚼肌得不到休息，造成咀嚼肌的疲劳和疼痛、腮帮部位酸痛；严重时还会牵连引发头痛、颈背疼痛等症状。

10. 为什么会噩梦连连？

梦魇主要是发生在快波睡眠的浅睡阶段。研究证实，人体在快波睡眠的浅睡阶段，比较容易做梦；当人体进入慢波睡眠的深睡阶段，就完全没有意识，不会出现做梦的情况。

梦魇（噩梦）：是指在睡眠中发生噩梦而突然惊醒，

这种噩梦对人的刺激非常强烈，可能会引起心跳和呼吸加快的现象。由于梦魇是发生在浅睡阶段，此时大脑组织仍旧保持清醒的功能活动，因此，做梦者醒过来后，可以记得梦境所发生的可怕记忆。

3～7岁的儿童比较容易出现梦魇，儿童从梦魇中醒来，常常会哭，会说害怕，家长的安慰能使他安静下来继续入睡。

11. 哪些原因会引起噩梦?

（1）外界刺激：当人体在睡眠时，心肺的活动能力相对减弱，如果此时嘴或鼻孔被棉被堵住，或胸部受到棉被压迫时，就会影响心肺的活动功能，造成呼吸困难而引起梦魇。

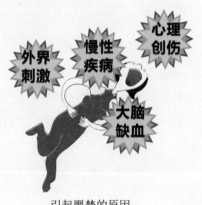

引起噩梦的原因

（2）慢性疾病：慢性鼻炎、慢性扁桃体炎、慢性支气管炎等疾病，容易导致呼吸不通畅而引起梦魇。

（3）心理创伤：有些观点认为梦魇与当事人在幼年时某些不愉快的经历有关，因此，3~6岁的小孩子最容易做噩梦。如果一个成年人，长期感受到自己的安全受到威胁，或是回忆起以往某些令人恐惧的事情时，也可能会产生噩梦。比如，在遭遇意外伤害、抢劫、强暴等可怕的事件后，许多人都会发生梦魇的情况。

（4）大脑缺血：梦魇与大脑组织出现脑缺血有密切的关系。如果白天突然出现脑缺血时，会引起耳鸣、眩晕、心悸等症状；如果脑缺血的情况发生在夜晚睡眠时，也会引起同样的症状。但由于此时处在睡眠的状态中，人体除了大脑功能还能活动之外，其余的生理功能都进入休息的状态，因此就会出现梦魇的现象。

12. 为什么会出现梦游，醒后却毫无印象？

梦游症与作梦并不相同。做梦的人是发生在快波睡眠的浅睡阶段。梦游者则发生在慢波睡眠的深睡阶段。

梦游症是指在睡眠中突然自行下床活动，然后又回床继续睡眠的怪异现象，是一种睡眠障碍。有些梦游者会从事比较复杂的活动，如开门上街、拿取器具或躲避障碍物，而不致碰撞受伤，有些人还会做出一些危险的举动，如翻窗、开车、爬上屋顶等行为。

人体在进入深睡阶段的睡

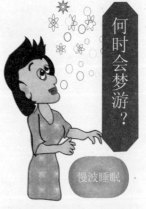

慢波睡眠为深睡眠的阶段，比较容易梦游

眠后，大脑组织的思维活动已经完全进入休息的状态，因此梦游者在醒来之后，对于在睡眠期间所发生的活动完全没有印象。

儿童以5～7岁最为常见，有些可以持续数年，但大多数患者在进入青春期后就能自行痊愈。如果成年人出现梦游，大多与患精神分裂症、神经官能症有关。

13. 哪些原因会引起梦游症？

（1）心理压力：父母离异、家庭不和，亲子关系不好，学习成绩差等因素，很容易造成儿童的心理压力，产生焦虑不安及恐惧情绪，与梦游症的发生有一定的关系。

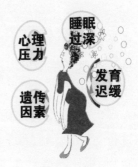

引起梦游的原因

（2）睡眠过深：由于梦游症大多发生在深睡的阶段，因此凡是会造成睡眠加深的因素，如身体虚弱、劳累过度、长期熬夜、睡前服用安眠药物等因素，都会诱发本症。

（3）遗传因素：研究指出，同一家族内出现梦游症的比率较高，说明梦游症者与遗传因素有一定的关系。

（4）发育迟缓：由于梦游症大多发生于6～12岁的儿童，而且会随着年龄的增长而逐渐消失，说明梦游症可能与人体的发育生长有关，特别是大脑皮质的发育越趋成熟，则越不容易出现梦游症。

14. 为什么睡眠有时会全身大汗淋漓（盗汗）？

现代医学并没有盗汗的病名，盗汗是中医的名称，是指在睡眠中身体出现异常的、不能控制的出汗，醒来之后出汗就会立即停止的一种现象。

人体汗液的分泌，是由中枢神经所控制，如果各种因素造成中枢神经失调，引起交感神经过度兴奋时，就会出现汗液分泌增多的现象。

比如，人体在临睡之前，曾经进行剧烈的运动，或是食用辛辣的食物，或是吃得太饱，都会造成生理功能处于兴奋的状态，使交感神经的功能亢奋，造成皮肤血管扩张，汗腺分泌增多，大汗淋漓等现象。

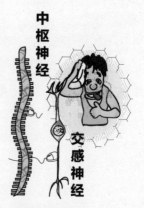

交感神经过度兴奋时，会促进汗液的分泌

15. 盗汗有何特点？

（1）轻度盗汗：通常发生在入睡已深，或清晨5时左右，或在睡醒前1~2小时，患者身体会出现少量的汗液，醒后则不再出汗。

（2）中度盗汗：通常发生在入睡后不久，随即出现全身出汗的现象，汗量较多，醒后则不再出汗。患者会感觉口干咽燥，擦干身上的汗液后，再入睡也不会再出汗。

（3）重度盗汗：通常发生在入睡后不久或即将入睡时，患者全身出现大汗，醒后汗液虽然可以逐渐停止，但是再次入睡时，依然会满身大汗，严重影响睡眠。这类患者同时会兼有心情烦躁、口干舌燥、消瘦、疲乏不堪、大便干燥等症状。

16. 为什么睡眠时会有瘙痒、疼痛、不舒服的现象（不宁腿综合征）？

有些人在夜间睡眠时，双腿下肢会出现不适感，迫使患者必须不停地移动下肢或下地行走，这种情况称为不宁腿综合征。

本病患者在睡眠中会突然感觉双侧或单侧下肢出现肌肉紧绷感、蠕动感、烧灼感、疼痛或瘙痒感等极度的不适感，以小腿部的腓肠肌最为常见，大腿或上肢偶尔也可能出现。这种难以描述的异常感觉是患者想要移动肢体的原因，导致患上严重的睡眠障碍。

17. 不宁腿综合征有何特点?

（1）不适感会促使患者不得不进行踢腿、活动关节或者按摩腿部的动作，病情严重的患者还必须起床不停地走路，才可以缓解症状。

（2）患者在出现上述等症状时，往往会突然从睡眠中惊醒，如果病情长期得不到改善，就会引起睡眠障碍，导致白天的工作效率降低，严重影响患者的生活质量。

（3）在临床上，本病是一种比较常见的疾病，通常出现在中老年的患者身上，其发病率远远高于其他神经系统的疾病，如帕金森病、阿尔茨海默病等疾病，但由于不会立即影响生命的安全，因此并没有得到太多的重视。

（4）现代医学某些研究报告认为，部分胃切除、下肢静脉曲张、服用安眠药、患有焦虑或抑郁等精神疾病的患者，比较容易出现不宁腿综合征。

18. 中医如何解释不宁腿综合征?

如果从中医的角度来分析，肝主筋藏血，肝脏掌管人体的筋脉与血液的储存，如果血液亏虚不足，筋脉得不到血液的濡养，就会出现肢体酸、麻、胀、痛等不适的感觉。

临床上常见的病因如下：

气血不足：凡是年老体衰，或久病不愈，或脾胃虚弱等因素，都会导致气血亏虚不足，而产生酸胀、麻木、灼热等异常感觉。

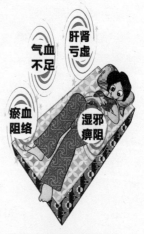
不宁腿综合征的病因

肝肾亏虚：凡是先天禀赋不足，或老年体亏，或久病失养，或房劳过度等因素，都会导致肝肾亏虚，肝脏功能低下就会影响筋脉的正常功能，以致产生酸、麻、胀、痛等异常感觉。

瘀血阻络：凡是跌打、外伤等因素，都会导致气血运行不畅而生瘀血，如果瘀血阻滞脉络，也会出现肢体的不适感觉。

湿邪痹阻：凡是人体因为长期生活在潮湿地区，或是涉水冒雨等因素，都会导致寒湿内侵，影响气血的正常运行，造成血液不能正常濡养筋脉，而出现不宁腿综合征。

19. 为什么打呼噜是某些疾病的征兆？

打呼噜，又称为打鼾，属于睡眠呼吸终止症的一种症状表现。

在日常生活中，打呼噜是一种相当普遍的现象，许多人并不以为意，还有人把打呼噜看成睡得香的表现。这种观念并不正确。

实际上，打呼噜很可能成为健康的大敌，它不仅会导致白天嗜睡、精神不济，而且由于打呼噜会引起睡眠呼吸暂停的现象，造成血液严重缺氧和大脑缺氧，从而诱发高血压、脑心病、心肌梗死、心绞痛等症状。如果呼吸暂停的时间超过120秒，还有可能会发生猝死的悲剧。

20. 打呼噜有何特点？

（1）主要原因为鼻腔组织发生狭窄阻塞（如鼻中隔偏曲、鼻甲肥大、鼻息肉、鼻部肿瘤等），再加上睡眠时咽部软组织松弛、舌根后坠等因素，导致气流不能正常通过呼吸道所致。

（2）男性患者较为严重，男女的比例为6：1。患病率会随着年龄的增长而增加。

（3）患病率会随着年龄的增长而增加，男性出现打鼾的时间较早，通常在20岁以后就有可能发生，女性较迟出现，多数发生在40岁以后。

（4）肥胖是造成咽部狭窄，引起本病。

（5）长期大量饮酒、抽烟、服用镇静催眠药物会刺激咽部发炎，造成咽部发炎、水肿、狭窄，阻塞呼吸道而加重打呼噜的症状。

（6）某些呼吸系统疾病或高血压、冠心病、脑血管意外等疾病，也有可能引起打呼噜。

21. 如何减轻打呼噜？

（1）睡眠时应当保持侧卧的姿势，避免仰面躺睡，可以防止舌根后坠阻塞咽喉部，有利于呼吸顺畅。

（2）睡前尽量不要饮酒，酒精能加重睡眠呼吸暂停综合征。饮酒后上呼吸道的肌肉会放松，导致咽部软组织更容易堵塞气道。

（3）必须戒烟。烟会刺激鼻腔内部组织，造成发炎肿胀，使气道变窄，甚至堵塞。保持鼻咽部的通畅，才能减轻鼾声。

（4）临睡前尽量不要服用安眠药、镇静剂、抗组织胺等药物，这些药物会使呼吸变得浅而慢，加重对呼吸中枢的抑制作用。

（5）肥胖者要积极减轻体重。

（6）必须预防感冒的发生，及时治疗鼻腔堵塞性疾病，如鼻炎、鼻息肉等病变。

〔六〕扰人的睡眠异常行为！

【七】 调整良好的睡眠环境！

1. 噪声对健康有何危害?

有些人在睡觉时太过于接近家用电器。冰箱、空调机、电风扇、电视机等电器都会发出不同频率的电磁波与噪声，即使有些人能够忍受这些异常噪声的干扰，但是，这些噪声还是会刺激人体的神经系统，在不知不觉中严重影响睡眠质量。

临床报告指出，有些人经常抱怨记忆力减退、注意力无法集中，原本以为是身体出现了问题，但是，做了许多检查之后，却找不出任何实质性的病变。最后，医疗人员发现，这类患者在睡眠的过程中，长期处在噪声干扰的环境中，才引起这些症状。

许多研究证实，长期的噪音干扰，不但会影响睡眠质量，造成失眠，甚至还会导致肾上腺的分泌增多、心跳加快、血压上升，诱发头晕、头痛、记忆力减退、注意力不集中、恶心、呕吐、胃痛、腹胀、食欲不振等症状。

2. 不同音量的刺激，对睡眠会有什么影响?

为了了解音量对于睡眠的影响，实验设计以10人为一组，总共有A，B，C 3组受试者接受实验。研究人员让这3组受试者在正常睡眠的过程中，分别接收不同音量的刺激，观察其反应。实验结果表明，在正常睡眠的过程中，如果突然出现40分贝(dB)的声音刺激，会使10%的受试者突然惊醒；如果声音刺激为50分贝(dB)，则会造成50%的受试者突然惊醒；如果声音刺激提高到60分贝(dB)时，则会使70%的受试者突然惊醒。

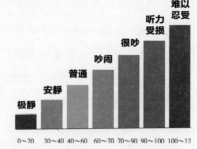

0～20分贝(dB)：极静、几乎感觉不到

20～40分贝(dB)：安静、犹如轻声絮语

40～60分贝(dB)：一般、普通室内谈话

60～70分贝(dB)：吵闹、有损神经

70～90分贝(dB)：听神经受到破坏

90～100分贝(dB)：听力受损

100～120分贝(dB)：难以忍受

　　由以上的实验结果可以发现，40～60分贝(dB)的音量属于普通的室内谈话，音量并不太大，对于正常人的睡眠尚且会产生一定的影响。那么，对于长期失眠者、或是精神衰弱者，就更容易受到噪声的刺激，哪怕是轻微的声音，也会刺激这类人敏感脆弱的神经，严重影响睡眠品质。

3. 在睡眠时，应当如何避免噪声的干扰？

　　（1）不要居住在紧临着市场、车水马龙的街道等多噪声、喧闹的地方，即使是白天工作的时候，如果长期受到外界噪声的刺激，也会影响夜晚的睡眠。因此，必要时，可以安装隔音窗以隔绝外在噪声的干扰。

（2）睡眠时，头部尽量不要接近家用电器。

（3）如果因为噪声的干扰而入睡困难，可以带上耳机，听一些柔和的音乐以帮助睡眠。

（4）如果周围的噪声无法避免时，如打鼾声、电器声响、汽车声等，笔者提供一个有效的经验方法，可以取一张干净的纸巾，裁剪之后，揉成为刚好塞入耳道的体积，然后用水浸湿，塞入耳道。这种方法可以阻隔噪声的干扰，帮助睡眠，但在刚开始时，要有一段适应的过程。

4. 空气中的湿度对于睡眠有何影响？

　　湿度，是指空气中的水含量的饱和度。湿度越高表示空气中所含的水含量越多，湿度越低表示空气中所含的水含量越少。

不要小看空气湿度对人体的影响。在一定的湿度下，空气中的氧气比较容易通过人体的肺泡而进入血液，对于正常的呼吸有极大的影响。一般情况下，正常人在45%～55%湿度的环境下，感觉最为舒适，最适合入睡。研究表明，如果湿度过大时，就会使松果腺体促进褪黑素的分泌，使得体内甲状腺素及肾上腺素的浓度相对降低，人就会感觉无精打采，萎靡不振，想睡觉。如果长时间在湿度较大的环境工作，人体的汗液就很难排出，出汗后不易被蒸发掉，就会使人感觉烦躁、疲倦、食欲不振，甚至还会患湿痹症。如果湿度过小，干燥的空气很容易夺走人体的水分，不仅会导致皮肤枯干、脱屑，还会造成鼻腔黏膜干燥，容易受到外界的刺激而引起上呼吸道黏膜感染，诱发呼吸系统疾病。

5. 温度对于睡眠有何影响？

适宜的温度，是入睡的重要条件。

当人体的体温下降时，比较容易进入睡眠的状态。但是，如果外界环境的温度太低，反而会刺激人体出现抵抗寒冷的生理反应，引起精神亢奋而不利于睡眠。如果外界环境的温度太高时，高温会刺激交感神经兴奋，造成人体烦躁不安、出汗等现象，同样不利于睡眠。一般认为卧室温度应当保持20～25℃最为合适。

生活中的理想温度应该为：居室温度保持在20～25℃；穿衣保持最佳舒适感时，则皮肤的平均温度为33℃；洗澡水的温度为34～39℃；洗脚水的温度为50～60℃；冷水浴的温度为19～21℃；饭菜的温度为46～58℃；饮用水的温度为44～59℃；泡茶的温度为70～80℃。

6. 光线对于睡眠有何影响?

人体内松果体所分泌的褪黑素会促进人体睡眠。

褪黑素必须在漆黑的夜晚才能正常合成。如果人体长期生活在明亮的灯光下,没有经历夜晚的过程,人体内控制新陈代谢的生物钟就会紊乱,从而使人体产生一种所谓光压力的异常反应,使神经与内分泌系统发生改变,影响睡眠甚至诱发疾病。

因此,要保持良好的睡眠质量,必须调整室内的灯光,不可以太明亮,避免在光线太强的环境中睡眠。

7. 睡眠时间的长短对于健康有何影响?

人体的生理功能有一定的规律,这种规律称为生物钟。因此,不论是睡眠时间过长还是睡眠过短,如果破坏了生物钟的规律,就有可能导致生理功能降低、精神不振,甚至造成睡眠障碍。

每天保证正常的睡眠时间是很重要的。一般情况下,正常成年人每天的睡眠应该在6~8小时。比如晚上10~11

点睡觉，早上6~7点起床，这样可以使人维持一个较稳定的生物节律，对人体身心都有益处。各种人群对睡眠的要求是不同的。10~18岁的人群，每天需要8小时的睡眠时间，18~50岁的人群，每天需要7小时的睡眠时间，50~70岁的人群，每天需要5~6小时。

至于睡眠时间的长短，目前并没有统一的标准，随着体质与生活习惯的差异而因人而异，一般来说，睡眠时间可以分为长睡眠型（8小时左右），短睡眠型（6小时左右），其实4~10小时的睡眠时间都属于正常范围，主要能维持深睡眠，以第二天醒后精神饱满，醒后没有疲乏感为原则。

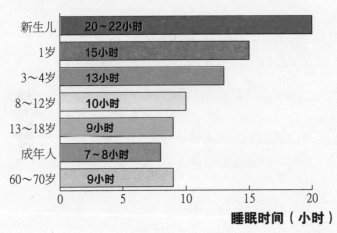

年龄	睡眠时间
新生儿	20~22小时
1岁	15小时
3~4岁	13小时
8~12岁	10小时
13~18岁	9小时
成年人	7~8小时
60~70岁	9小时

睡眠时间（小时）

8. 睡眠姿势对于睡眠有何影响?

临床调查显示，某些背痛或颈痛患者的主要原因，是因为睡姿不正确所致的。

许多人都会有相同的经验，有时候一觉醒来，觉得浑身不对劲，比如出现全身酸痛、头昏眼花、疲惫不堪、落枕等现象，却不知道究竟是什么原因所引起的。于是，同样的现象经常重复出现，使人不胜其烦。

造成睡姿不正确的原因相当多，除了枕头太高、枕头太硬、弹簧床的材质太软、床面倾斜角度太大等因素会造成人体的睡姿不良之外，有些人在睡眠的过程中，不由自主地会改变自己的睡觉位置与姿势，也是导致睡姿不正确的重要因素。

9. 怎样的睡眠姿势最好？

有些观点认为，正确的睡觉姿势应该是向右侧卧，双腿保持微曲的状态，床面最好以10°～15°的角度倾斜，使身体保持上半身较高、下半身较低的姿势，可以减少下腔静脉回流的血液，有利于心脏休息。

以上的观点可以作为参考，大多数专家认为，对于一个健康人来说，睡姿只是个人的习惯问题，并没有绝对的好坏。只要可以使身体放松，感觉自然舒适即可，不必太过于讲究睡眠的姿势。

但是，某些疾病的患者，还是应当采取对自己病情有利的睡眠姿势，避免不当睡姿所引起的伤害。

10. 高血压患者应当采取怎样的睡姿？

最好采用平卧或侧卧的姿势，最忌俯卧，俯卧有可能加重高血压症状及诱发噩梦。此外，应当选择高度合适的枕头（一般高15厘米为宜），因为高血压患者往往会有血管硬化、血液运行不顺畅的现象，如果枕头过低，可能会造成血液停滞于大脑组织；如果枕头过高，又可能会导致血液不能正常供应大脑组织，导致大脑缺氧、缺血而加重病情。

11. 心脏病患者应当采取怎样的睡姿？

根据调查研究发现，习惯右侧卧位的人群，患心脏疾病的发病率比习惯左侧卧位的人群要低70%以上。由于人体心脏位于身体左侧，左侧卧的睡姿很容易压迫心脏，引起胸闷、气血循环不顺畅等现象，因此，心脏病患者应当采取右侧卧的睡姿，有利于气血的循环，以免造成心脏受压而增加发病几率。

12. 什么样的方位最适合睡眠?

地球本身就是一个大磁场，这个大磁场的方向就是从南到北，从古至今没有改变，地球上的生物都在这种磁场的影响下生存几千万年。

因此有些观点认为，人体也会受地球磁场的影响，特别是在睡眠的过程中，由于人体的大脑组织处于休息的状态，更容易受到磁场的影响，最好的睡眠方式就是采取头朝北脚朝南的姿势，使地球磁场的磁力线可以平稳地穿过人体，减少地球磁场的干扰。

中国人在选择房屋时，特别中意坐北朝南的房屋，也是这个道理。

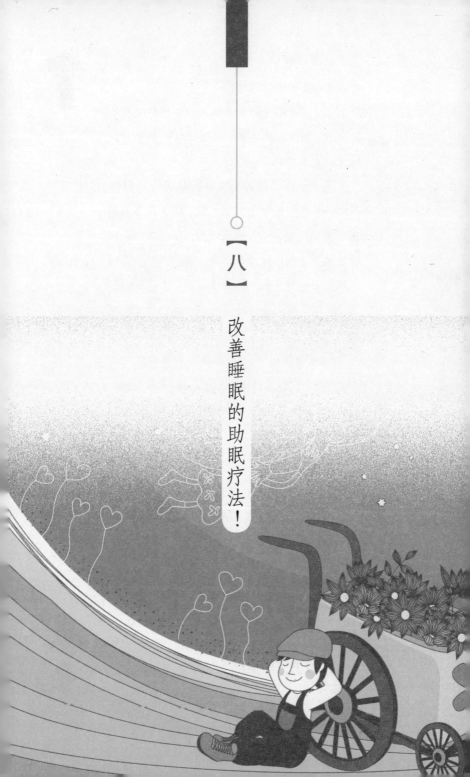

【八】改善睡眠的助眠疗法！

造成失眠的因素虽然很多，但有几个原则可以作为失眠者的参考：

首先，失眠者是因为体内的生物钟发生紊乱所致，因此，只要我们恢复正常的生物钟，就可以改善睡眠。

其次，在临睡前如果体温较高者比较难入睡，体温较低者则容易入睡，这个观点与中医的看法完全一致。中医认为，人体在阴气比较旺盛时（表示体温比较低）容易入睡，在阳气比较旺盛时（表示体温比较高）保持清醒，因此，只要我们在临睡前可以让体温降低，就比较容易入睡。

精神压力是导致大多数人失眠的主要原因，因此，我们可以通过以下的方法来解除压力，尽量排除容易造成失眠的因素。

助眠疗法一：伴侣动物疗法	助眠疗法二：栽种花卉
助眠疗法三：芳香疗法	助眠疗法四：音乐疗法
助眠疗法五：暗示疗法	助眠疗法六：放松疗法

1. 什么是伴侣动物疗法？

改善失眠的途径之一，可以尝试饲养小动物。

有些失眠患者，是因为生活太过于单调，缺少亲友的关怀，每天下班之后无所事事，胡思乱想，生活没有寄托，以致造成精神上的障碍而引起失眠。

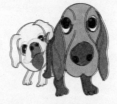

小动物令人放下长期累积的刻板思维与紧张压抑的情绪

饲养小动物，除了可以通过与动物的互动关系来改善身心之外，还有助于养成饲养小动物的责任，学习尊重生命，付出关怀，使我们的生活更为丰富。并且，在饲养小动物的过程中，我们要定时安排小动物的喂食、运动、休息时间，当我们在进行这些活动时，无形中也能调整好自己的生物钟，养成规律的生活节奏，可以为我们带来莫大的益处。

科学研究发现，在人类成长的过程中，在最初的婴儿时期，由于婴幼儿不具备语言的理解能力，具有近似动物的原始本质，因此，婴幼儿与小动物之间更容易互相理解沟通。然而，这种天然的本性在人类进入社会化的过程中就逐渐被压抑甚至完全丧失。当人类丧失了天然的本性之后，就很容易被复杂的人际关系、生活压力所取代，引起许多精神困扰，导致失眠。

当人与小动物接触时，这些小动物的天然本性可以诱发人类回忆起婴儿时期的记忆，可以令人不由自主地恢复天然的本性，放下长期累积的刻板思维与紧张压抑的情绪。由于伴侣动物可以给人类带来独特的情感与友善的心情，美国某研究机构证实，如果让儿童孤独症患者长期与小动物接触，就会变得比较愿意与旁人接触。英国某研究机构指出，许多患者在与小狗或小猫相处后仅几个月，原先的顽固性病症（如偏头痛，腰痛疼痛等）就会得到改善。

〔八〕改善睡眠的助眠疗法！

2. 为什么栽种花卉可以帮助睡眠?

　　如果条件许可,我们可以饲养小动物来调节身心。有些人受环境所限,不能饲养小动物时,可以考虑栽种花卉,也可以达到同样的效果。

　　花卉不能像小动物一般可以给我们带来及时的欢笑,但是,有许多花卉都具有芬芳的香气,这些香气不仅可以使人心情舒畅,同时也具有杀灭病毒的作用。花卉还可以给我们带来清洁的空气,使我们的呼吸更为顺畅,当花卉进行光合作用时,能不断地吸收污染空气的二氧化碳等有害气体,同时释放出有益于健康的氧气,使室内空气变得更加洁净。

　　此外,养成栽培花卉的嗜好,本身就是一种休闲生活中的体力劳动。当我们在栽培花卉种子时,需要定时施肥、除虫,等到花开时,更要注意施肥、剪枝、防虫;当人体养成这种嗜好时,不仅可以从花卉上得到洁净的空气与赏心悦目的心情,在无形中,也能养成规律的生物钟,有利于健康和睡眠。

3. 什么是芳香疗法?

芳香疗法起源于上个世纪，近年来，芳香疗法逐渐盛行。由于科技的进步，人们可以萃取浓缩花卉中的香气成分，制成芳香精油。并且通过香熏、按摩、泡澡等方式，使精油经人体的呼吸道或皮肤吸收而进入体内，以达到舒缓压力，调节身心的目的。

在中华民族的历史中，也有类似于芳香疗法的记载，只不过运用的方式不同。在上千年前，古人在每年的端午节期间，常使用芳香疗法。古人常会在这段时期，将艾叶、菖蒲等具有芳香气味的植物插在门窗上，或是燃烧这些芳香植物，用来驱蚊除秽、防病治病，因为端午节前后的这段时间属于春夏更替的阶段，正是许多传染病容易流行的季节，艾叶与菖蒲等植物含有强烈的芳香气味，具有辟秽防疫的功效，因此被广泛的运用。

当然，现代人居住在大都市，很少人再使用艾叶与菖蒲来辟秽防疫，取而代之的是现代科技带来的芳香疗法。许多实验证明，从天然植物中萃取出来的精油，确实具有杀灭病毒、消炎、促进细胞新陈代谢的功效。

研究指出，人体通过嗅觉与味觉的途径，可以将植物中的精油经由皮肤和呼吸系统吸收进入脑下垂体，刺激脑下垂体分泌出内啡汏及脑啡汏两种荷尔蒙，调整神经系统与内分泌，有效地消除忧郁、焦虑、疲倦、烦闷、愤怒等不良情绪，为人体提供精神上的慰藉，同时解除生理和心理上的种种压力与疾病。

除此之外，由于植物精油来自于花卉，这些花卉都具有鲜明艳丽的外形，人体还可以经由触觉、视觉、听觉来感受芳香疗法的神奇疗效。

睡出健康来
Shui Chu Jiankang lai

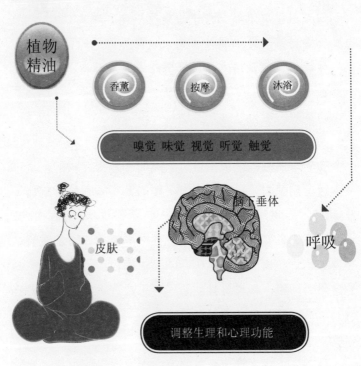

4. 精油的香味对人体会产生哪些作用？

精油的香味成分对于许多疾病都具有辅助治疗的功效。

例如，菊花香味能改善头痛、感冒和视力模糊等症状。茉莉花香味可以减轻头痛、鼻塞、头晕等症状。丁香香味能净化空气、杀菌，有助于治疗哮喘病。水仙、荷花、百合花、紫罗兰和玫瑰花的香味使人爽朗、愉快、舒畅。郁金香香味可辅助治疗焦虑症和抑郁症。桂花、牡丹花香味可使人产生愉快感，具有镇静和催眠作用。天竺花香味可以镇静安神、消除疲劳、促进睡眠，有助于治疗神经衰弱。

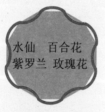

水仙　百合花
紫罗兰　玫瑰花

使人愉快、舒畅

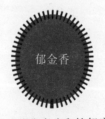

郁金香

治疗焦虑症和抑郁症

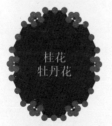

桂花
牡丹花

使人愉快，具有
镇静、安眠作用

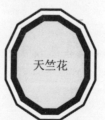

天竺花

镇静安神、消除
疲劳、促进睡眠

5. 精油有哪些类型?

　　当精油暴露于空气中时，会产生不同程度的挥发作用，我们可以根据精油挥发程度的强弱来区分精油的功效。挥发程度越强的精油，通常具有渗透力大、刺激性强的特点。

　　例如，有些精油在很短时间内就会完全消耗，挥发时间通常为20分钟之内。这类精油通常在临床上可以用来提神醒脑。

　　有些精油的挥发性比较弱，挥发时间通常为20～60分钟之内，可以用于缓和情绪、镇静安神。

　　有些精油的挥发性最弱，挥发时间通常为1～4小时之内，可以用来松弛神经系统、帮助睡眠。

6. 使用芳香疗法，应该注意哪些事项?

　　（1）有些精油可能会对血管产生明显的收缩作用，影响血液的正常流动，因此孕妇、高血压患者、青光眼患者应当慎用。

　　（2）有些精油可能会产生强烈的发汗作用，体质虚弱者应当谨慎使用。

（3）有些精油可能会对中枢神经产生强烈的兴奋或抑制作用，不可一致性过量使用，对于癫痫、哮喘等慢性疾患的患者，应当谨慎使用。

7. 什么是音乐疗法？

众所皆知，当我们听到轻快的音乐时，就会觉得舒适、愉悦；当我们听到高昂壮丽的音乐时，就会感到精神为之一振；型当我们听到低沉的音乐时，心情就会立即沉静下来。这就是音乐对人体所造成的影响。

人类最早将音乐用来治疗某些疾病的记载，可以追溯到20世纪40年代。当时，研究人员发现音乐竟然具有神奇的效果，可以消除人体的紧张、焦虑、忧郁的情绪，减轻生理的疼痛，降低血压，有助于许多疾病的恢复。于是，近几年来，音乐疗法就逐渐形成一种医疗方法，许多研究证实，音乐确实对人体的身心具有显著的调节作用。

这样的观点，并不是现代医学所发现的。早在两千年前的《黄帝内经》的理论中，古人就已经提到了五音应五脏的音乐疗效，应该称得上是最早的音乐疗法。根据《素问·阴阳应象大论》所记载："肝，在音为角；心，在音为徵；脾，在音为宫；肺，在音为商；肾，在音为羽。"

《黄帝内经》将音乐中的"角、微、宫、商、羽"五种音色与人体"怒、喜、忧、悲、恐"情绪反应相互结合，这种观点说明不同的声音可以影响不同的脏腑，从而产生不同的生理反应。

8. 为什么音乐疗法可以帮助睡眠?

科学家认为，当人处在优美悦耳的音乐环境时，音乐能提高大脑皮层的兴奋性，可以缓解压抑的情绪，激发情感与意志，有助于消除紧张、焦虑、忧郁、恐怖等不良的情绪。此外，音乐还会促进人体分泌一种有利于生理活动的传递物质，可以改善神经系统、心血管系统、内分泌系统和消化系统的功能。

音乐的形成，是声波在空气中振动，并且传递到人的耳朵产生共鸣的结果。研究发现，人体的组织器官在进行生理活动时，也会发出在规律的振动，比如肌肉的收缩和伸展、血液的循环、大脑的活动、胃肠的蠕动、心脏的搏动等生理功能，都会产生不同程度的振动。这种振动在健康人的身上会呈现出一定的规律与节奏。当人体生病时，生理功能的活动必然会受到影响，这种规律与节奏的振动就会被破坏。

近年来，欧美国家将音乐疗法广泛用于临床医学治疗。特别是在治疗头痛、手术疼痛、睡眠障碍、心身疾病如胃肠植物神经紊乱、心血管综合征、高血压、皮肤疾病、妇产科疾患、抑郁和焦虑、免疫性疾病等疾病方面效果明显。

美国某研究机构证明，音乐疗法在治疗自闭症、多动症，阅读困难症和抑郁症时能发挥一定的疗效。目前，日本某些医院采用了音乐疗法来治疗失眠症、抑郁、过敏性胃肠综合征、神经性贪食、厌食症等疾病，同时也应用在输血、手术、血液透析的过程，以及老年痴呆、便秘和褥疮等疾病的预防，均获得良好的疗效。

由于音乐可以发出不同频率、不同节奏的声波，这种声波本身就带有一种物理能量，当人体接收之后就会引起组织细胞产生共振的现象，可以直接影响人体的脑电波、

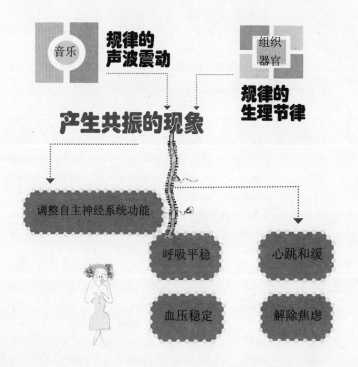

心率、呼吸节奏，因此，音乐疗法可以用来调整人体内已经遭受破坏的振动节奏，并且进一步改善生理功能。

9. 如何选择适合自己的音乐疗法?

音乐疗法可以通过生理和心理两个方面的途径来治疗疾病。不同旋律的音乐可以发挥不同的功效，一般而言，由于每个人对于音乐的感受性不同，在音乐的选择上并没有硬性的规定，只要可以针对个人的特质，就是最合适的音乐。以下的原则可以作为参考：

（1）长期失眠的人应当选择轻柔优雅的音乐。因为长期失眠的人，心神容易涣散于脑部而不能藏于心肝，特别容易受到周遭的刺激而引起烦躁。此类音乐可以安定涣散的心神，使心情沉静。

（2）经常嗜睡的人应当选择旋律高亢、令人振奋的音乐。因为经常嗜睡的人精神不振、心神不足，很难集中精神来关注周围的环境，此类音乐旋律可以激发心志，提神醒脑。

（3）性情忧郁的人应当选择节奏轻快、令人愉悦的音乐。因为过度忧郁的人容易损伤脾气，导致脾胃功能不能正常运化食物。

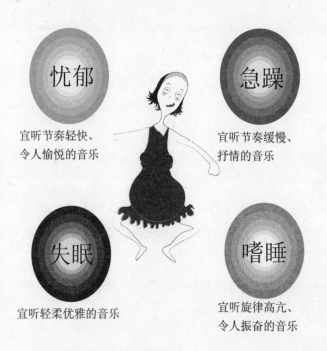

忧郁
宜听节奏轻快、令人愉悦的音乐

急躁
宜听节奏缓慢、抒情的音乐

失眠
宜听轻柔优雅的音乐

嗜睡
宜听旋律高亢、令人振奋的音乐

此类音乐可以抒发郁滞的脾气，使心情开朗。

（4）性情急躁的人应当选择节奏缓慢、抒情的音乐。因为肝气不能正常抒发的人，最容易导致体内的气血郁滞不畅，从而引起性情急躁。此类音乐可以抒发郁滞的肝气，使心情柔和。

10. 什么是暗示疗法？

暗示疗法是指利用言语、动作或其他方式，使患者受到积极暗示的影响，从而在不知不觉中解除心理上的负担。

暗示疗法之所以能够对人体的身心产生影响，是因为暗示行为的本身就是人类原本就具有的本能。换句话说，人类在进行各种行为活动时，无时无刻都会受到自己或周围环境的暗示所影响，只不过大多数人会忽略这些暗示的存在。暗示疗法可以强化暗示的作用，使人体在接受暗示后，产生明显的心理冲动，心理冲动又会影响生理功能，以达到暗示目的。

　　暗示疗法可以分为他人暗示与自我暗示两类。他人暗示是指患者在接受施治者的暗示后，改变本身的心理状态，用来减轻心理或生理上的症状。

　　自我暗示则是指患者通过改变自我的认知与思维，从而改变心理状态的治疗方法。

睡出健康来
Shui Chu Jiankang lai

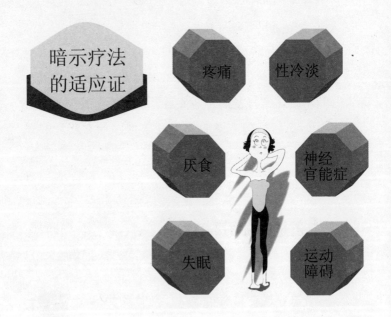

11. 为什么太担心自己睡不着，也是一种自我暗示？

　　有些人明明到了睡眠时间，已经感觉睡眼惺忪，但是等到躺在床上，翻来覆去，却怎么也睡不着，因为担心自己睡不着，就更加容易失眠。

　　越担心自己失眠，等于时刻提醒自己极有可能失眠，自然就会出现一种自我暗示的心理，认为今晚也会睡不着，恶性循环的结果，最终就注定要失眠。

　　许多失眠者之所以演变成顽固性失眠，并不是在生理上出现什么严重的疾病，而是在心理上出了问题，正是因为害怕失眠所带来的痛苦，这种心理负担反而加重了失眠的现象。要改善这类由于自我暗示所引起的失眠，首先要改变自己的观念。要改变自己的观念，则要了解正确的自我暗示才是战胜失眠的心理要素。

睡出健康来
Shui Chu Jiankang lai

12. 为什么暗示疗法可以帮助睡眠?

某研究机构曾经进行一项试验,将接受实验的失眠患者分成A、B两组,进行为期60天的实验。在初期的30天中,每天给这两组的失眠患者在睡前服用安眠药,以达到正常睡眠的目的。

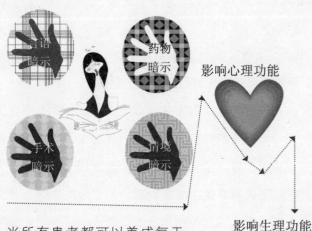

当所有患者都可以养成每天正常睡眠的状态后,从第31天开始,A组继续给予安眠药来治疗,但B组则给予维生素治疗,患者本身并不知道药物的改变。

实验结果证实,大多数B组患者在不知情的情况下,仍然可以保持良好的睡眠。这种现象说明,暗示疗法有助睡眠改善的疗效。

B组患者之所以能够继续保持良好的睡眠，主要是因为他们认为所服用的依然是安眠药，在心理上得到极大的自我暗示，他们相信所服的药物可以给自己带来正常的睡眠，才能安然入睡，并没有因为未服用安眠药而失眠。

对于某些心里长期恐惧失眠的患者，暗示疗法确实可以发挥明显的疗效。因此，在治疗某些顽固性失眠患者时，医生也会采取这种方式来治疗。

在临床上，在进行暗示疗法时，可以分为许多不同的操作方式，比如言语暗示、药物暗示、手术暗示、情境暗示等，只要患者愿意完全相信施治者的安排，顺从暗示过程中可能产生的影响，就能得到明显的暗示效果。

此外，施治者对患者的鼓励、安慰、解释、保证等行为，也会对患者产生不同程度的暗示作用。

13. 如何进行自我暗示以帮助睡眠？

对于长期失眠者，可以采用暗示疗法来告诉自己，今晚开始将会逐渐改善失眠，首先从心理上改变总是以为自己睡不着的错误观念。同时必须给自己一个调适期，不要将这种暗示疗法想象得太过容易，必须给自己一段相对较长时间来调整心理状态。否则，有些人误以为只要一两次的自我暗示就能完全改善失眠，这是不切实际的错误观念。

有些患者仅仅尝试使用一两次的自我暗示疗法之后，感觉自己的睡眠情况没有改善就更加失望，甚至完全放弃，反而会适得其反。因此，在使用自我暗示疗法时，必须相信自己，在经过一段时间的调整后，绝对可以恢复正常的睡眠。最重要的是，自我暗示法必须同时配合其他日常生活习惯的调整，才能发挥明显的效果。比如：

（1）必须积极地配合运动，在睡前两三个小时之前进行大约30~60分钟的运动，像游泳、慢跑等，运动可以放松全身肌肉与紧张的情绪，但是不能运动过度，否则会引起精神亢奋，反而睡不着。

（2）避免在睡前饮用咖啡、浓茶等刺激性饮料，将心理压力与当天不愉快的情绪完全丢弃，可以选择合适的音乐，阅读感兴趣的小说，然后在心里不断地告诉自己今晚将会睡得很好。好的心态是决定睡得好关键。

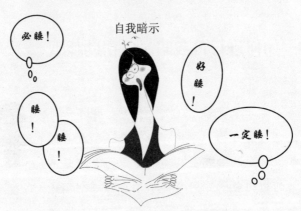

自我暗示可以在心里默不作声地进行，也可以大声说出来或是写在纸上提醒自己。如果我们经常有意识地提醒自己，反复练习，强化自我暗示的心理状态，就能改变我们以往的错误观念或习惯，在潜移默化中逐渐改善我们的心理与生理活动，为自己创造出一个积极的生活态度

14. 什么是放松疗法?

放松疗法是指通过有意识的意念来控制身体上的肌肉组织; 当身体外的肌肉组织得到协调与放松之后, 体内的组织器官也会随之得到放松; 当组织器官放松之后, 内分泌与神经系统也会得到协调; 最后, 心理上的情绪也会得到缓解。

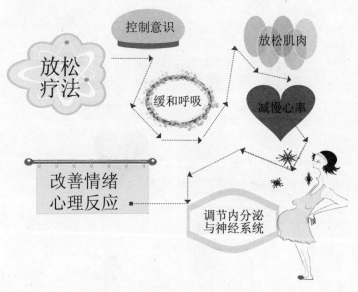

15. 为什么放松疗法可以帮助睡眠?

放松疗法具有良好的抗压效果。人体在

通过意识控制肌肉组织，进入放松的状态时，交感神经的活动会逐渐降低，表现为呼吸频率、全身骨骼肌张力下降、心率减慢，血压下降，并且有心情愉快、全身舒适的感觉，并且还会进一步改善内分泌与神经系统。

现代社会的生活节奏相当快，每个人都要承受不同的生活压力，比如工作、人际关系、家庭、情感、疾病等方面，都会在无形当中让人感到烦闷、忧郁等压力。这种压力不但能引起心理反应，而且也能引起生理反应。

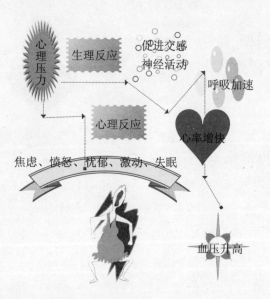

有些人由于不能适应这种无形中的心理压力，或是无视于这类心理压力的存在，任由有其发展，那么，有朝一日，心理压力将不仅仅只是影响心理的状态，引起焦虑、愤怒、忧郁、激动、失眠，导致交感神经的活动增加，从而出现呼吸加速、心率增快、血压升高等生理反应，造成

身心同时受损的严重后果。

放松疗法具有良好的抗压效果。人体在通过意识控制肌肉组织，进入放松的状态时，交感神经的活动会逐渐降低，表现为呼吸频率降低，全身骨骼肌张力下降，心率减慢，血压下降，并且有四肢温暖、头脑清醒、心情愉快、全身舒适的感觉，还会进一步改善内分泌与神经系统。

长期失眠者在入睡之前，通常都会经过一段辗转反侧、难以入眠的过程，在这个欲睡而不能睡的过程中，人体往往都会变得更为紧张、焦虑，反而更不利于睡眠。这类失眠的现象往往是由于心理压力所造成的，此时，可以尝试使用放松疗法来调整自己的身心，使紧绷的情绪得到放松，必然有助于改善失眠的症状。

放松疗法的操作方式如下：

①选择安静、周围无噪声的环境，以舒适放松的姿势靠在沙发或躺椅上。

②轻轻闭起眼睛。

③将注意力集中在头部，咬紧牙关，使两边面颊感到很紧，持续约15秒，然后再将牙关慢慢松开，体会面颊肌肉所出现的松弛感。

④把注意力集中在颈部，先伸长颈部，尽量使颈部肌肉保持紧张的状态，持续约15秒，感到酸、痛、紧之后，然后逐渐放松，体会颈部肌肉所出现的松弛感。

⑥注意力集中到胸部，开始深吸气，憋着，持续约15秒，缓缓把气吐出；之后，再进行同样的步骤，反复几次，体会胸部所出现的舒畅感。

⑤将注意力集中到两手手腕上，用力紧握手掌，持续约15秒，直至手掌发麻、酸痛之后，然后逐渐放松，体会手掌肌肉所出现的松驰感。

⑦根据上述的操作步骤，将注意力分别集中在肩部、腹部、腿部，逐次放松。最终，使全身的肌肉松驰。每天在入睡前可以反复操作几次，用心体会放松疗法所带来的松驰感，持之以恒，必然有利于入眠。

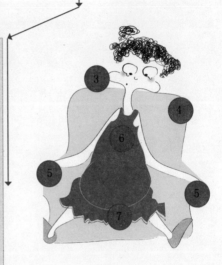

16. 什么是按摩疗法?

中医认为，失眠的原因是因为情志不调或精神过度耗损，导致体内的阴阳失调、心神不宁，于是出现长期不能正常睡眠的现象，患者通常兼有头晕、健忘等症状。

針灸与按摩疗法可以通过穴位的刺激，调整人体内的阴阳气血，改善失眠的现象。

17. 长期神经紧绷、头昏脑涨、眼睛酸痛的失眠者，可以按摩哪些穴位？

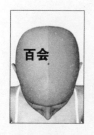

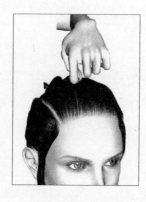

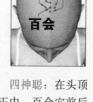

百会：在后发际正中直上7寸，当两耳尖直上，头正中线上取之。平刺0.5～0.8寸。

四神聪：在头顶正中，百会穴前后左右各相去1寸取穴。平刺0.3～0.8寸。

根据笔者临床经验，某些平日必须处理繁琐事务，或是必须长时间注视计算机屏幕，或是劳心伤神者，由于长期的疲劳困倦，造成气血循环不畅，特别容易在头部的百会穴与四神聪穴部位会出现酸痛胀满的感觉。

经常按摩以上穴位，可以促进气血循环，调和阴阳，快速缓解疲劳，使身心舒畅和容易入睡。

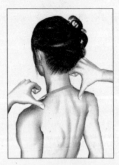

肩井：大椎穴与锁骨高点连线的中点处。直刺0.5～0.8寸。

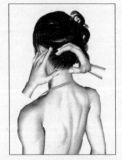

风池：在胸锁乳突肌与斜方肌间之凹陷处。斜刺0.5～0.8寸。

睡出健康来
Shui Chu Jian kang lai

　　具有以上特点的失眠患者，通常是属于肝火太旺或是肝气郁滞的体质。这类患者由于体内的气机得不到正常的舒解，长期停滞体内，干扰其他的生理功能而引起失眠。经常按摩以下的穴位可以调畅体内的气机，使长期紧绷的神经得到舒缓而改善失眠。

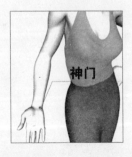

神门：仰掌、豌豆骨的桡侧缘，即尺侧腕肌腱附着于豌豆骨的桡侧，掌后横纹上。直刺0.2～0.4寸。

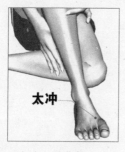

太冲：足背第一、二
趾关节后凹处。直刺
0.5～1寸。

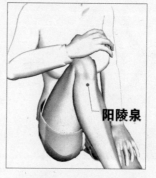

阳陵泉：腓骨小头前斜下1
寸，凹陷处。直刺0.8～1寸。

19. 经常感到头晕目眩、脸色苍白或萎黄、食欲不振、容易腹泻的失眠患者，可以按摩哪些穴位？

具有以上特点的失眠患者，通常是属于气血虚弱的体质。这类患者由于体内的气血亏虚不足，无法给生理功能提供正常的能量，因此白天感觉有气无力、昏昏欲睡，严重破坏正常的生物钟，到了正常睡眠时间反而又无法入睡。此时可以按摩以下的穴位，促进脾胃功能与气血循环，使人体尽快恢复正常的生物钟，自能安然入睡。

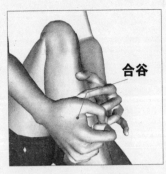

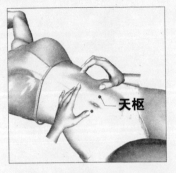

合谷：第一、二掌骨之间，两骨相合如谷处。直刺0.8～1寸。

天枢：在肚脐旁开2寸。直刺0.8～1.2寸。

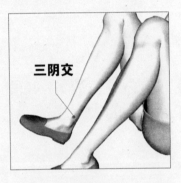

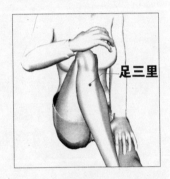

三阴交：内踝尖直3寸，胫骨内侧面后缘。直刺0.5寸～0.8寸。

足三里：在犊鼻下3寸，胫骨脊旁开1寸。直刺0.5～0.8寸。

睡出健康来
Shui Chu Jiankang lai

20. 经常感到腰酸背痛、打哈欠、小便
频数、记忆力减退、性功能减退的
失眠患者，可以按摩哪些穴位?

具有以上特点的失眠患者，通常属于肾虚的体质。
肾脏是人体内的元气所在，许多遗传体质较弱、老年人、
未老先衰、慢性疾病者都会造成肾脏功能衰退的现象。要
改善肾虚失眠证，最好的方式还是必须服用中药来调整体
质。除此之外，经常按摩以下的穴位，也能作为辅助疗法
促进肾脏功能的恢复。

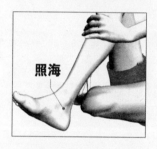

照海：足内踝尖直下一
寸。直刺0.3～0.5寸。

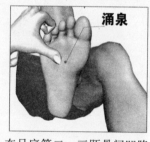

涌泉：在足底第二、三跖骨间凹陷
处取穴。直刺0.3～0.5寸。

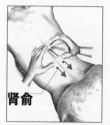

肾俞：第二腰根棘突下，督
脉旁开1.5寸处。直刺0.8～1
寸。

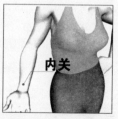

内关：腕横纹上2寸，当掌
长肌腱与桡侧腕屈肌腱之间。
直刺0.8～1寸。

21. 为什么花茶疗法可以帮助睡眠?

医学研究表明,许多花茶确实可以用来改善体质,经常被用来治疗焦虑不安、烦躁、郁闷、失眠等症状。但是,此处必须提醒读者,有些人只看到花茶的优点,为了贪图疗效,长期大量地饮用,反而又会引起其他副作用。因为花茶与其他中药材一样,都具有温、凉、寒、热的特性,体质偏热者在饮用温热药性的花茶时,或是体质偏寒者在饮用寒凉药性的花茶时,都要特别慎重,必须考虑到自己的体质特点,在决定长期饮用前,最好能找专家咨询,以免得不偿失。

睡出健康来
Shui Chu Jiankang lai

22. 使用花茶疗法,应该注意哪些事项?

虽然大多数花茶具有疏肝、理气、养颜美容的作用,但是,花茶也同样具有许多副作用,如果饮用不当,将会造成不良后果。例如,菊花茶虽然具有疏风清热的作用,但不太合适气虚的体质;月季花、红花茶虽然具有活血化瘀的作用,但如果用法不当,将会造成经血不止,怀孕的妇女就不能喝;金银花、野菊花具有清热解毒的功效,但药性比较寒凉,脾胃虚弱的人也不宜饮用。

因此,在挑选花茶时,一定要充分了解花茶的功效,不可随意将其作为保健品长期饮用。此外,花茶不适合长久浸泡，否则容易腐败变质，因此，在饮用花茶时，最好能够现泡现饮，千万不能喝隔夜花茶。

玫瑰花茶

——适合对象：**心情烦躁、焦虑不安的睡眠障碍者。**

功效说明：如果你因为繁琐的事务、复杂的人际关系、感情的困扰而经常感到心情烦躁，无法正常入睡，可以尝试饮用玫瑰花茶。

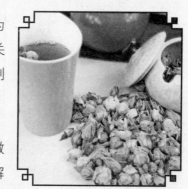

玫瑰花的性味甘、微苦，气香性温，具有疏肝解郁、和血散瘀的作用，经常用于治疗胸闷、食欲不振、月经不调、妇女月经过多、赤白带下等症状。

实验证明：玫瑰花含有少量挥发油和黄色结晶、没食子酸、色素等有机成分，玫瑰花能有效地清除自由基，长期服用可以消除黄褐斑、黑斑等色素沉积，具有美容护肤的功效。玫瑰花的气味清香幽雅，每天于临睡前饮用玫瑰花茶，可以舒解抑郁、消除疲劳、缓和情绪、适合肝气郁滞的人饮用。

冲泡方法：取5克玫瑰花置入杯中，以热水冲泡，加入适量的冰糖，盖起杯盖，约焖10分钟，然后慢慢饮用。

〔八〕改善睡眠的助眠疗法！

百合花茶

——适应对象：容易口干舌燥、干咳、烦躁不安的睡眠障碍者。

功效说明：百合味甘、微苦，性味相当温和，又可以作为日常的食物食用。百合具有润肺止咳、清心安神、补中益气的功效，经常被用来治疗阴虚久咳、痰中带血、虚烦惊悸、失眠多梦等症状。临床常用的方剂有百合知母汤、百合地黄汤等。

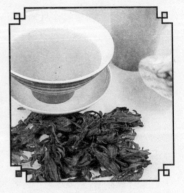

实验证明：百合花富含蛋白质、糖、磷、铁以及多种微量元素，具有极高的医疗价值和食用价值。根据药理研究，百合花可以增加肺脏内血液的灌流量，改善肺部功能，具有良好的止咳作用。此外，百合花有一定的镇静作用。

冲泡方法：取5克百合花置入杯中，冲入热水，盖起杯盖，约焖10分钟，使香味溢出，加入适量的冰糖溶解后，慢慢饮用。也可以将百合与其他食物一同入菜，熬汤、煮粥，作为药膳。

茉莉花茶

——适应对象：适应对象：情绪紧张、口臭、腹胀的睡眠障碍者。

功效说明：茉莉花含有大量芳香油、香叶醇、橙花椒醇、丁香酯等20多种化合物，药性偏温，气味辛香而甘，具有调理脾胃，消除体内的秽浊之气的功效。如果经常感到口干、口臭、腹胀、消化不良时，可以在饭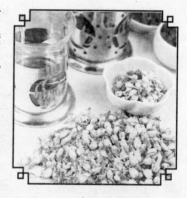后饮用茉莉花茶。茉莉花茶的气味芳香。香气浓郁迷人，经常饮用可以生津止渴、去除口臭、安定情绪、消除神经紧张，可改善昏睡与焦虑现象。

实验证明：茉莉花可提取茉莉花油，油中主要成分为苯甲醇及其酯类、茉莉花素、安息香酸；茉莉根含有生物碱、甾醇。

动物实验表明，茉莉根的乙醇浸液可以延长环己巴比妥纳镇静剂所引起小白鼠的睡眠时间，降低小白鼠活动的能力，说明茉莉根对中枢神经系统具有抑制作用。

冲泡方法：取2～3克茉莉花置入杯中，冲入热水，盖起杯盖，约焖5分钟，使香味溢出，加入适量的冰糖溶解后，慢慢饮用。

桂花茶

——适合对象：体质虚寒、手脚冰冷，特别怕冷的睡眠障碍者。

功效说明：桂花性味辛、温，香味浓厚而高雅，具有驱寒暖胃、镇静安神的功效。体质虚寒、手脚冰冷、特别怕冷的人，比较容易因为寒冷的刺激而不易入睡。此外，中医认为，脾胃不和也是造成睡眠不佳的因素之一，有些人因为脾

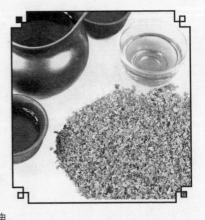

胃虚寒，经常会因为饮食不慎就引起腹泻，这类体质的人往往会因为脾胃不和而影响正常的睡眠。桂花辛香的气味可以用来调理脾胃，使脾胃运化的气机恢复正常，就能安然入睡。

实验证明：桂花含有月桂酸、肉豆蔻酸、棕榈酸、硬脂酸等有机成分，所含的芳香油具有镇静止痛、化痰、散寒暖胃的功效。对于食欲不振、痰饮咳喘、痔疮、痢疾、经闭腹痛等症状均有一定的疗效。

冲泡方法：取10克桂花置入杯中，冲入热水，加入适量的冰糖，盖起杯盖，约焖10分钟，掀盖则香味溢出，慢慢饮用。

绞股蓝茶

——适应对象：情绪紧张、口臭、腹胀的睡眠障碍者。

功效说明：绞股蓝又称为七叶胆、五叶参，性味甘苦，微寒。具有益气安神，降血压，清热解毒，提高免疫力的作用。经常被用来治疗气虚体弱，少气乏力，头昏目眩，心烦失眠，高血压等症状。

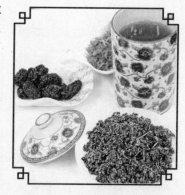

实验证明：绞股蓝含有多种绞股蓝甙，以及多种微量元素和18种氨基酸。动物实验表明，小白鼠腹腔注射绞股蓝提取物，可明显延长戊巴比妥钠促进睡眠时间；小白鼠灌服绞股蓝浸膏可明显减少小鼠的自发活动，由此可知，绞股蓝对中枢神经具有抑制作用。绞股蓝总甙能调节大脑皮质兴奋和抑制反应的平衡，具有镇痛、安眠、改善睡眠质量等功效。除此之外，绞股蓝具可以促进学习记忆作用，具有抗衰老与保肝作用，能增强免疫功能，降血糖、降血脂。绞股蓝还被证实可以扩张血管，增加冠状动脉流量，降低血压，并且有明显的体内外抗肿瘤作用。

冲泡方法：取10克绞股蓝置入杯中，冲入热水，盖起杯盖，约焖5~10分钟，加入适量的冰糖溶解后，慢慢饮用。

合欢花茶

——**适合对象：容易胸胁胀满、胸闷、情绪压抑的睡眠障碍者。**

功效说明：合欢花性味甘、平，具有疏肝理气、镇静安神的作用，经常被用来治疗胸胁滞满、忧郁不解、失眠健忘等症状，对于缓和紧张的情绪、减轻疲劳具有一定的疗效。

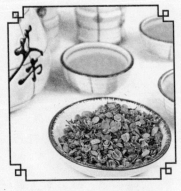

实验证明：现代药理研究发现，合欢花是一种神经系统强壮剂。合欢花的水煎剂灌小白鼠服用，可以明显减少小白鼠的自发活动及被动活动，延长戊巴比妥钠、苯巴比妥钠诱发小白鼠的麻醉时间，说明合欢花对于中枢神经具有抑制作用，能够发挥镇静安神的作用。

冲泡方法：取5克干燥的合欢花放进壶中，倒入沸水，盖起杯盖，约焖5分钟，使香味溢出，加入适量的冰糖或蜂蜜溶解后，慢慢饮用。

睡眠障碍比较严重的患者，可以取合欢花配伍远志、郁金、酸枣仁、柏子仁，以加强解郁安神的功效。

薄荷茶

——适合对象：吃得太过油腻、肠胃不适、昏昏欲睡的睡眠障碍者。

功效说明：薄荷性味辛、温，气味特别芳香，具有祛风解表、发汗、帮助消化的作用，经常被用来治疗感冒头痛、消除胀气、解酒醒酒、预防口臭等用途。除此之外，近年来的研究指出，薄荷还具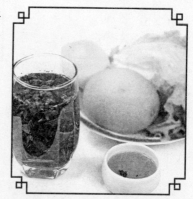有放松肌肉、减轻肌肉僵硬与疼痛感的功效，因此许多人在紧张繁忙的工作后，喜爱将薄荷茶作为消除疲劳、清心宁神的饮料。

实验证明：薄荷含有挥发油、薄荷醇、薄荷酮等有机成分，对中枢神经与消化道均有刺激作用，但过量的薄荷反而会抑制中枢神经反应。

冲泡方法：取5克薄荷置入杯中，冲入热水，盖起杯盖，约焖5~10分钟，使香味溢出，加入适量的冰糖溶解后，慢慢饮用。

决明子茶

——适合对象：容易便秘、口苦苦干的睡眠障碍者。

功效说明：决明子性味甘苦、微寒，具有清热明目，

润肠通便的作用。经常被用来
治疗双眼红肿涩痛、头痛眩
晕、大便秘结等症状。

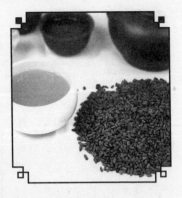

　　由于长期睡眠障碍者很
容易引起便秘的现象，便秘
又会导致口苦口干、心神不
宁等代谢迟缓的症状，决明
子可以润肠通便，清除体内
的虚热，因此可以改善便秘所引起的睡眠障碍。

　　现代研究表明，决明子除了含有糖类、蛋白质、脂肪
外，还含甾体化合物、大黄酚、大黄素等，以及微量元素
铁、锌、锰、铜、镍、钴、钼等。所含的大黄素、大黄酸
具有平喘、利胆、保肝、降压、消炎的作用，其中的大黄
素葡萄糖甙、大黄素蒽酮、大黄素甲醚等成分，则具有降
低血清胆固醇与强心作用，因此，近年来，有人将决明子
与其他药物相互配伍，用来治疗高血压、肝炎、肝硬化、
腹水等症状。

　　冲泡方法：取20～30克决明子，置入杯中，冲入热
水，盖起杯盖，约焖10分钟，慢慢饮用。决明子在冲泡之
前，最好用热锅炒熟，这样才能散发出独特的香味。

银耳汤

　　——适合对象：胃火大，或是容易饥饿的睡眠障碍者。

　　功效说明：饥饿也会让人睡不安稳。有些时候，人之
所以不易入睡，或是入睡不久即醒来，很有可能是因为肚

子里头空空如也。当人体出现饥饿感时，血液就会加速运行以提供足够的血糖来供应人体的需要，无形中就会造成自主神经兴奋，使人不容易入睡。因此，如果失眠是因为饥饿所引起的，此时只要进食一些食物，满足空

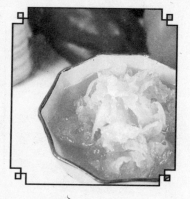

虚的胃肠，使血液重新回到胃肠，很快就能进入梦乡。

银耳又称为白木耳、雪耳。银耳性味甘平，经常被用于治疗肺燥干咳、月经不调、胃炎、大便秘结等症状。银耳药性作用缓慢，必须长期服用才能发挥明显的疗效。

实验证明：银耳含有丰富的营养成分，如蛋白质、脂肪、多种氨基酸、矿物质与肝糖等有机成分，属于滋补营养的佳品，将银耳浸泡后用来外敷，可以清除雀斑、黄褐斑等色素沉积，具有抗老去皱与护肤的作用。

银耳所含的膳食纤维，可以促进胃肠蠕动，减少脂肪吸收，具有减肥的功效。因此，人即使在睡眠时段中食用，不仅不会增加胃肠的负担，还可以达到润肠益胃的目的，特别适合失眠患者在夜间食用。

冲泡方法：取30克银耳，加入适量的水熬煮，待银耳熟透后，加入适量的冰糖，即成一碗可口的银耳汤。

莲子汤

——适合对象： 每天竭尽思虑、脑力劳动的睡眠障碍者。

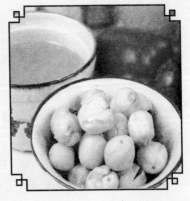

功效说明：如果您是脑力劳动者，每天必须竭尽心力，那么，如果不作适当的调养，很容易造成脑力受损、记忆力减退、工作效率降低，甚至还会影响正常的睡眠。这类体质的失眠患者，最适合的滋养品味就是莲子。莲子的性味甘涩、平，不仅可以用来治疗失眠的症状，还可以补脾止泻、益肾涩精，用来治疗腰痛，遗精，妇人赤白带下等症状。

实验证明：莲子含有丰富的营养成分，如生物碱、钙、磷、铁等矿物质与维生素。现代药理研究证实，莲子有镇静、安神、抗衰老等功效。

冲泡方法：取莲子30克，加入适量的水熬煮，待莲子熟透后，加入适量的冰糖，就成为一碗可口的莲子汤。

莲子除了果实可以用来治疗失眠之外，莲子的心也同样具有清热安神的功效。但这两者的用法却有些不同，如果脑力劳动者的失眠症状比较严重，已经引起火气大、口舌生疮、心情烦躁时，此时应当选择莲子心来饮用。

莲子心是莲子中央的青绿色胚芽，性味苦寒，具有清热安神、生津止渴、固精强心的功效，经常被用来治疗便秘、口舌生疮、高血压、头昏脑涨、心悸失眠等症。

冲泡方法：取莲子心2克用热水浸泡，慢慢饮用。

【九】

中医才能改善失眠体质！

西医在治疗失眠时所采取的方法比较直接，效果比较迅速。虽然西医认为精神压力、心理因素、环境、疾病、服用刺激性饮料（如咖啡、茶叶）等因素都会造成失眠，但是，不论什么原因，也不管体质的差异，西医在治疗失眠时，通常是根据失眠所表现的症状类型来给患者服用安眠药。

西医将失眠分为3种类型：

（1）入睡困难：给予短效安眠药治疗。

（2）睡眠较浅、容易惊醒：给予中效安眠药治疗。

（3）早醒、醒后不易入睡：给予长效安眠药治疗。

临床上，失眠患者大多以焦虑恐惧，精神紧张所造成的失眠最为常见，西医所用的安眠药确实对大多数人都能产生明显的疗效，但是，某些顽固失眠者在长期服用安眠药，不仅会逐渐失效，而且还会随着剂量的加大而产生严重的副作用，有些患者甚至在加入大剂量之后，效果也往往不理想。

中医对失眠的看法与西医大致相同，例如中医认为情绪波动太大、焦虑不安、思虑太过等心理因素会造成失眠的观点，这些观点与西医不谋而合。但是，中医最大的特点是从个人不同体质上的差异来分析失眠的病因，例如中医认为凡是体质虚弱、劳心过度、产后失血过度等因素都会导致气血不足而引起失眠。换句话说，即使同样属于

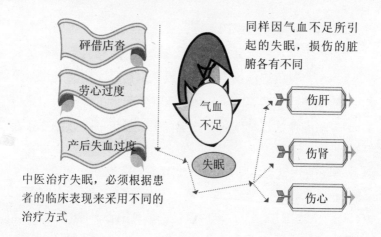

同样因气血不足所引起的失眠，损伤的脏腑各有不同

研借店脊

劳心过度

产后失血过度

气血不足

失眠

伤肝

伤肾

伤心

中医治疗失眠，必须根据患者的临床表现来采用不同的治疗方式

气血不足的失眠患者，有些是因为劳心过度所引起，有些是因为产后失血过度所引起，有些则是因为体质虚弱所引起。

如果再进一步分析，由于个人体质的不同，即使是相同的病因，也会造成不同脏腑的损伤。例如，同样是因为气血不足所引起的失眠，有些人可能肝脏功能受损比较严重，有些人可能心脏受损比较严重，有些人则可能肾脏功能受损比较严重；因此，在治疗时，必须根据患者的临床表现来采用不同的治疗方式。

中医治疗失眠，必须根据患者的临床表现来采用不同的治疗方式，同样因气血不足所引起的失眠，损伤的脏腑各有不同的治疗方式。

2. 中药是否具有镇静安眠的功效？

中医在治疗失眠时，必须根据失眠的不同症候表现与患者体质的差异来用药，疗效通常比较缓慢。因此，中药的安眠作用，经常会被人们所忽略，甚至抱有怀疑态度。实际上，中药的疗效虽然不如西医来得迅速，但是，如果对症下药，中医可以从整体上来改善患者的体质，彻底根治失眠的症状，特别是对顽固性失眠患者的疗效往往较西药更令人满意。

临床上常用且具有镇静安眠功效的中药如下：

（1）磁石：辛、咸、寒，具有潜阳安神的功效。

（2）远志：苦、辛、微温，具有宁心安神的功效，可用于多种原因之不寐诸症。

（3）珍珠：甘、咸、寒，具有镇惊安神的功效，常用于阳热之证。

（4）珍珠母：甘、咸、寒，具有潜阳安神的功效，常用于不寐、癫狂、惊痫、眩晕、耳鸣、心悸、小儿惊搐发痉等。

（5）琥珀：甘、平，具有安神镇静的功效。

（6）夜交藤：甘、平，具有养心安神的功效，能补养阴血，多用于阴血不足之症。

（7）柏子仁：甘、平，具有养心安神的功效，主要用于心阴虚及心血虚之不寐诸症。

（8）酸枣仁：甘、平，具有养心安神的功效，是临床中应用最多的安神药经研究表明酸枣仁具有显著的镇静、催眠作用。

（9）合欢皮：甘、辛、平，具有安神解郁的功效，主要用于七情不遂所致之不寐。

3. 为什么中医认为肝火太旺者容易失眠？

正常人在睡眠时，血液必须回归于肝脏，全身的生理功能才能进入休息的状态。肝火太旺者在睡眠时，由于体内的邪热比较炽盛，会造成血液不能正常回归于肝脏中贮存，血液只能停留在其他组织器官，以致生理功能得不到充分的休息，精神亢奋，自然就不容易入睡。

4. 肝火太旺者有哪些特点？

因肝火太旺而失眠者通常具有性情急躁易怒、面红、口渴、口苦、小便黄、大便秘结等症状。睡眠时表现为睡不安稳、容易打呼噜、做梦多、容易被惊醒等现象。

5. 肝火太旺者应当如何饮食？

许多因素都会导致肝火太旺的形成，例如，先天属于热证体质，或是平时喜欢吃辛辣刺激食物，或是经常生气暴怒等因素，都会导致体内的邪热太过于炽盛而引起失眠。

这类患者平时可以食用寒凉类食物来清除体内的邪热。寒凉类食物大多具有滋阴润燥、清热泻火、解毒等功效。但是，由于这类食物很容易损伤脾胃，因此体质虚寒、脾胃功能不佳、经常腹泻的人应当谨慎摄取，千万不能食用过量。

以下的食物都具有甘寒或甘凉的特性，非常适合肝火太旺的失眠者用来改善体质。

> 西瓜：甘，寒；入心、胃、膀胱经；除烦止渴，清热解毒，利小便。
>
> 苦瓜：苦，寒；入心、脾、胃经；清热凉血，解毒。
>
> 紫菜：甘，寒；入肺经；化痰软坚，清热利尿。
>
> 海带：咸，寒；入胃经；化痰软坚，清热利尿。
>
> 柚子：甘酸，寒；入脾、肝经；消食健胃，解酒。
>
> 蛤蜊：咸，寒；入胃经；软坚化痰，利湿消肿。
>
> 绿豆：甘，凉；入心、胃经；消暑利湿，清热解毒。
>
> 丝瓜：甘，凉；入肝、胃经；清热凉血，通络化痰，解毒。
>
> 冬瓜：甘淡，凉；入肺、大肠、膀胱、小肠经；利水退湿，清热解毒。
>
> 梨：甘，微酸，凉；入肺、胃经；生津润燥，清热化痰。

6. 中医如何治疗肝火太旺所引起的失眠?

如果失眠是因为肝火太旺所引起，患者具有性情急躁、易怒、面红、口渴、口苦、小便黄、大便秘结等症状，并且失眠的病程不长，表示体内的邪热仍然比较炽盛，此时可以服用龙胆泻肝汤来治疗。

龙胆泻肝汤：龙胆草6克，黄芩9克，栀子9克，泽泻12克，木通9克，车前子9克，当归3克，生地黄9克，柴胡6克，生甘草6克。

方解：本方为清泻肝火的代表方，适用于肝火太旺所引起的失眠症。方中以龙胆草苦寒、清肝胆实火为主药；黄芩、栀子苦寒泻火，可以协助龙胆草清肝之力；木通、车前子、泽泻，可以清肝利湿，使邪热从小便而排出体外；当归和生地具有滋阴养血柔肝的作用；柴胡可以疏肝解郁，引诸药入肝；甘草可以调和诸药。

如果失眠比较严重，可以加入茯神12克、龙骨30克、牡蛎30克以镇惊定志，安神入眠。

提醒读者，龙胆泻肝汤只能用来治疗病程较短的肝火太旺症失眠，通常服用5~7天就应当更改处方，绝对不可以长期服用。有些患者不明白药理，长期服用龙胆泻肝汤的结果，往往会造成肾脏的损伤。

7. 为什么中医认为阴液亏虚者容易失眠？

中医认为，正常人体内的阴阳必须处于调和的状态，才能维持正常的生理活动。如果阴液亏虚严重时，就会破坏阴阳调和的状态。阴液亏虚越严重，就会造成阳气亢盛，阳气越亢盛，则人体的精神就越为亢奋，越不容易入睡。

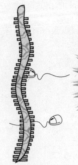

交感神经可以促进生理功能的活动，使精神亢奋。

副交感神经是用来与抑制生理功能的活动，使精神低迷，刚好与交感神经相互牵制。

如果用现代医学来解释，中医所谓的阴是指人体内的副交感神经，阳是指人体内的交感神经，阴液亏虚者表示患者体内的副交感神经功能比较衰弱，造成交感神经功能更为旺盛，于是引起精神更为亢奋而失眠。

8. 阴液亏虚者有哪些特点？

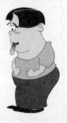

在临床上，某些高血压、甲状腺功能亢进、更年期综合征、神经衰弱的患者都会出现阴液亏虚的症状，病情严重时也会同时出失眠的现象。

这类失眠者通常具有口渴咽干，心烦，心悸不安，头晕，耳鸣，健忘，腰酸，手足心发热，盗汗的症状。在睡眠方面表现为入睡困难、盗汗、磨牙、说梦话、梦游等现象。

9. 阴液亏虚者应当如何饮食？

虽然许多原因都会导致阴液亏虚，但是，根据笔者的体会，这类患者通常是由于饮食不正确，长期缺乏滋养阴液的食物成分所造成的；有些是因为服用西药治疗某些疾病时，严重破坏体内阴液所引起的；有些则是因为劳心、精神压力、情绪困扰所造成的。

人体内的肝脾肾是阴液最多的脏腑，以下的食物大多入于人体的肝、脾、肾经，对于滋养阴液有极大的功效。

阴液亏虚者适合的食物如下。

鳖：甘，平；入肝经；滋阴凉血。

牡蛎：甘咸；平入肝、肾经；滋阴养血。

鳕鱼：甘，平；入肝、脾、胃经；活血消肿。

乌贼鱼：咸，平；入肝、肾经；滋阴养血。

海蜇：咸，平；入肝、肾经；消积健脾，清热化痰，润肠。

鳝鱼：甘，温；入肝、脾、肾经；补益气血，祛风湿，强骨。

虾：甘，温；入肝、肾经；补肾壮阳，通乳，托毒。

10. 中医如何治疗阴液亏虚所引起的失眠?

如果单纯的阴液亏虚证,我们平时可以通过饮食的摄取来补充体内的阴液。如果阴液亏虚相当严重,甚至引起虚热的现象时,则应当配合药物治疗,才能尽快改善病情。

滋养阴液的治疗方剂为六味地黄丸:熟地12克,山茱萸6克,山药12克,泽泻6克,丹皮3克,茯苓12克。

方中熟地、山茱萸、山药能滋养阴液,泽泻、丹皮、茯苓清除体内的虚热。

虚热严重者,加入知母、黄柏;食欲不振者,加入白术、陈皮;盗汗严重者,加白芍、五味子、酸枣仁;耳鸣严重者,加入牡蛎30克、龟甲20克、磁石30克等。

11. 为什么中医认为脾胃不和者容易失眠?

中医认为,正常人的脾胃功能可以将食物消化吸收,代谢成为营养物质与食物糟粕。营养物质必须经脾脏运输至肝脏,以供应全身组织器官的需要。食物糟粕则必须经过胃运输至小肠、大肠而排出体外。

如果平时暴饮暴食，饮食没有节制，导致食物大量堆积于胃肠道时，就会破坏脾胃功能。如果营养物质与食物糟粕不能循着正常的途径运输，生理功能不能按照正常的规律来进行活动或休息，就会引起失眠。

12. 脾胃不和者有哪些特点？

　　这类失眠者通常具有消化不良、胸闷嗳气，脘腹不适，恶心呕吐，大便不爽，腹痛等症状。在睡眠方面表现为入睡困难、打呼噜、不宁腿综合征等现象。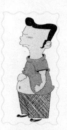

13. 脾胃不和者应当如何饮食？

　　顾名思义，引起脾胃不和证失眠的主要原因，就是饮食不当所致。因此，这类患者平日饮食应当选择营养成分高、比较容易消化的食物，养成定时定量的饮食习惯，在临睡前千万不要进食，以免造成脘腹胀满而影响睡眠。

　　如果短时间内不能适应改变饮食的习惯，在临睡前可以食用莲子汤、云耳汤等容易消化并且具有滋阴功效的食物。以下的食物大多入脾、胃经，可以调整脾胃功能，避免食物停滞于胃肠道中而影响睡眠。

紫菜：甘，寒；入肺经；化痰软坚，清热利尿。

猕猴桃：甘酸，寒；入脾、胃经；清热利湿，生津止渴。

柚子：甘酸，寒；入脾、胃、膀胱经；消食健胃，解酒。

蛤蜊：咸，寒；入胃经；软坚化痰，利湿消肿。

绿豆：甘，凉；入心、胃经；消暑利湿，清热解毒。

西红柿：甘酸，微凉；入肝、脾、胃经；消食健脾，
　　　　生津止渴。

冬瓜：甘淡，凉；入肺、大肠、膀胱、小肠经；利水退
　　　湿，清热解毒。

罗汉果：甘，凉；入肺、脾经；清热润肺，润肠通便。

芒果：甘酸，凉；入脾、胃经、肾经；健脾益气，利
　　　湿止呕。

梨：甘，微酸，凉；入肺、胃经；生津润燥，清热化痰。

豌豆：甘，平；入脾、胃经；调和胃气，利水退湿。

莴苣：苦甘，凉；入脾、胃经；清热利湿，通乳。

白菜：甘，平；入肝、脾、胃、肾、膀胱经；清热除烦，
　　　利湿消肿，解毒。

茼蒿：辛甘，平；入脾、胃经；调和胃气，通利二便，
　　　消痰饮。

椰子：甘，平；入心、脾经；清暑解渴，利湿消肿。

菠萝：甘，平；入脾、胃经；健脾消食，利湿消肿。

泥鳅：甘，平；入脾经；健脾益气，利湿消肿。

14. 中医如何治疗脾胃不和所引起的失眠?

治疗脾胃不和的代表方剂为保和丸:
半夏6克,茯苓10克,陈皮6克,连翘3克,
神曲6克,山楂10克,莱菔子6克。

本方具有消食导滞、和降胃气的功效,可以使脾胃功能恢复正常,胃气调和,安神入睡。

方中半夏可以化痰燥湿、和胃降逆;山楂能消除肉类与油腻食物的积滞;神曲能消除酒食陈腐积滞;莱菔子能消除积滞。

脾胃虚弱者,应当配伍茯苓、白术;食物积滞严重者,应当配伍枳实、槟榔。

本方虽然适用于脾胃不和所引起的失眠,但在服用时,通常以5~7天为一疗程,之后则需更改处方,千万不可长期服用,否则容易造成脾胃本身的功能退化,引起气血虚弱的副作用。

15. 为什么中医认为肝郁血虚者容易失眠?

肝脏具有储存血液以及调畅全身气血的功能。正常

[九] 中医才能改善失眠体质!

人在睡眠时，血液必须回归入肝脏储存，全身的生理功能才能进入休息的状态。此时，肝脏仍然必须保持调畅全身气血的作用，才能使体内的阴阳调和，维持稳定的睡眠状态。

肝郁血虚者在入睡时，由于血液亏虚不足，血液的属性为阴，阴阳不调和，就会造成阳气偏盛，阳气偏盛则人体的精神会比较亢奋而不易入睡。

此外，如果肝郁血虚者在睡眠状态中突然出现肝气郁滞的情况，就会造成气血的运行不顺畅，时快时慢，阴阳不能相互调和，睡眠状态不能稳定，就会出现容易惊醒的现象。

16. 肝郁血虚者有哪些特点？

这类失眠者通常具有胸闷、胸胁胀满，喜欢叹息，急躁易怒，容易做梦等症状。在睡眠方面表现为不易入睡、容易做梦、容易惊醒、睡眠时间短、睡眠较浅等现象。

17. 肝郁血虚者应当如何饮食？

肝郁血虚者有两种特点，一是肝气郁滞；二是血液亏虚不足。以下的食物大多入于肝、脾、胃经，具有疏肝理气、促进脾胃运化功能、滋阴养血的功效。

柚子：甘酸，寒；入脾、肝经；消食健胃，解酒。

丝瓜：甘，凉；入肝、胃经；清热凉血，通络化痰，解毒。

金针菜：甘，凉；入肝、肾经；清热利湿，宽胸膈。

白菜：甘，平；入肝、脾、胃、肾、膀胱经；清热除烦，
　　　利湿消肿，解毒。

鲍鱼：甘咸，平；入肝经；滋阴清热，养血柔肝，益
　　　精明目。

鳖：甘，平；入肝经；滋阴凉血。

牡蛎：甘咸，平；入肝、肾经；滋阴养血。

鳕鱼：甘，平；入肝、脾、胃经；活血消肿。

乌贼鱼：咸，平；入肝、肾经；滋阴养血。

18. 中医如何治疗肝郁血虚所引起的失眠？

治疗肝郁血虚的代表方剂为酸枣仁汤：酸枣仁18克，甘草6克，知母8克，茯神12克，川芎3克。

方中以酸枣仁养血安神为主药；川芎能补血、调和气血；茯神、甘草能宁心安神；知母能清热除烦。

肝气郁滞严重者，加入柴胡10克，佛手10克。如果肝气郁滞严重而化火者，加入丹皮3克、栀子5克。

19. 为什么中医认为气血亏虚者容易失眠?

正常人的组织器官必须得到充足的气血供养,才能维持正常的生理功能。中医认为,人体的魂负责一切的心思活动。在白天时,魂会进入脑窍大脑组织,以维持正常的心思活动;到了夜晚睡眠时,魂就会进入肝脏,依附在肝脏中的血液而进入休息状态,停止一切心思活动,人体就能入睡。

如果气血亏虚,当魂要进入肝脏时,肝脏却没有足够的血液让魂可以完全依附,魂就无法完全进入休息的状态,就会引起失眠。

20. 气血亏虚者有哪些特点?

这类失眠患者通常具有头晕目眩,容易疲劳,食欲不振,不易入睡,容易醒来,醒后再难入睡等症状。

21. 气血亏虚者应当如何饮食?

平时可以摄取促进脾胃运化、补益气血的食物:

胡萝卜：甘，平；入肺、脾经；消食健脾，健脾益气。

番薯：甘，平；入脾、胃、肾经；健脾益气，宽肠胃。

马铃薯：甘，平；入脾、胃经；调健脾益气，消炎。

鲤鱼：甘，平；入脾、胃、大肠经；健脾益气，利湿消肿。

泥鳅：甘，平；入脾经；健脾益气，利湿消肿。

芒果：甘酸，凉；入脾、胃经、肾经；健脾益气，
利湿止呕。

柚子：甘酸，寒；入脾、肝经；消食健胃，解酒。

大蒜：甘，温；入脾、胃、肺经；行气消滞，暖胃祛寒，
消瘕积。

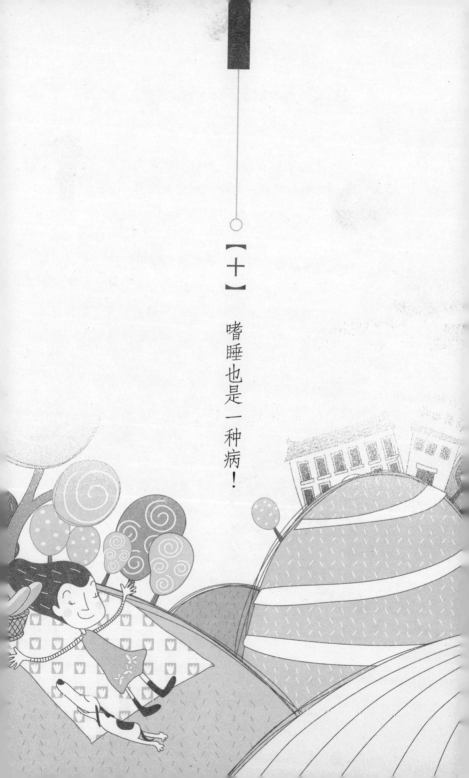

【十】 嗜睡也是一种病！

1. 什么是睡眠过多（嗜睡）？

顾名思义，嗜睡症的特点就是患者无时无刻都表现出一副极端困倦疲惫样子，处于昏昏欲睡的状态。

这种情况在我们日常生活中极为常见，许多人也会有类似的经验。例如，有时候，如果因为晚上没睡好觉，大多数人也会在隔天出现精神不济、频频打瞌睡、睡眼朦胧的情况，但是，千万不要误解，这种短暂的且嗜睡现象还称不上为嗜睡症。

在医学上所谓的嗜睡症，属于一种睡眠障碍的疾病。嗜睡症患者平时的表现与一般人并没有多大的差异，但是当嗜睡症发作时，会引起一种强烈的睡意，这种强烈的睡意来得相当突然且快速，患者往往无法抵抗这种想要睡着的冲动，于是在任何时间、任何场合，都可能突然进入睡眠的状态。

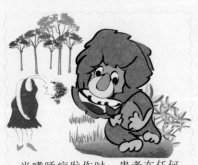

当嗜睡症发作时，患者在任何时间、任何场合，都可能突然入睡

2. 为什么嗜睡症比失眠症还可怕？

嗜睡症甚至比失眠症更可怕，更值得我们的关注。如果您的亲友有人出现嗜睡的现象，千万不要轻视这种疾病的存在。

现代人所面临的挑战越来越大，许多人由于无法承受巨大的精神压力而出现失眠的症状，这些现象时有所闻，也是司空见惯的事。可是，有一些人群却患上了一种与失眠完全相反的疾病，就是睡眠过多，又称为嗜睡症。

如果我们将嗜睡症与失眠症相比，就会发现，嗜睡症所造成的伤害，往往会比失眠症还要严重。这是因为多元失眠症对人体所造成的伤害，通常只有患者本身，就算是失眠最严重的情况下，患者可能会出现健忘、智力减退、工作效率降低、情绪失常、焦虑、抑郁、甚至想要自杀等后果，但是，失眠所造成的最坏结果，通常只限于患者本身受到直接的影响，患者的亲友则会因此而受到间接的影响，如此而已。

嗜睡症所产生的破坏就不只是患者本身而已。由于嗜睡症患者在任何时候、任何场合都有可能因为突发的睡眠冲动而昏昏欲睡，不论是在与人交谈、吃饭、开车、工作中都会无法控制自己而突然睡着，这种可怕的睡眠冲动会带来无法预估的后果。想想看，许多医学报告已经指出，嗜睡症患者在从事开车、高空作业等危险行工作时，如果突然出现嗜睡的现象，那么，将会造成多么严重的危害。

3. 是否睡得越多越能储存能量?

有些人认为睡眠不足很容易损害健康，于是找机会拼命睡觉，以为睡得越多就越能累积体力、储存能量。

却不知道，如果因为各种因素耽误了正常的睡眠，可以适当地弥补睡眠，帮助人体生理功能的修复，重新恢复精力。但是，睡眠的弥补量不能无限制延长，有些人以为睡得越久越能累积体力、储存能量，这种观念是不对的。

过多的睡眠反而会破坏生理时钟

过多的睡眠非但无益，反而还会破坏正常的生理时钟。长时间的睡眠会导致人体长时间处于大脑与生理功能休眠的状态，各项生理功能逐渐变得迟缓，比如心血管的功能减弱、心脏的跳动减慢、新陈代谢降低、神经系统与内分泌的紊乱等，久而久之，人就会变得懒散怠惰、体力不继、烦躁，智力也会随之下降、甚至出现头昏脑涨、精神恍惚等现象。

因此，睡眠时间不宜过长，如果想用增加睡眠时间来获得健康，反而会适得其反，增加疾病的发生率。

4. 什么原因会引起睡眠过多（嗜睡）？

不要轻易冤枉嗜睡者，他很可能是患
有某些疾病或是其他因素所致！

由于多数人对于失眠比较能够感同身受，往往忽略了嗜睡症的患者，于是有些嗜睡症患者就经常会被误解。我们经常习惯把那些白天打瞌睡、精神不济、找机会偷偷眯上眼睛的人，看成是个性懒散、昼夜颠倒、生活没有规律的结果。

事实上，我们应当正确了解嗜睡症，这类患者之所以出现嗜睡的现象，往往都是事出有因的，在很大程度上都是受了冤枉的。因为，很多因素都会导致嗜睡症的出现。

我们把大多数嗜睡症患者的病因归纳如下：

（1）夜晚睡眠不佳：说起来令人感到怜悯，研究指出，嗜睡者虽然在白天时总是昏昏沉沉，但是在一天24小时的总睡眠时数，并不会比正常人长。有许多嗜睡者是因为长时间的工作压力导致夜晚的睡眠时间过短，或是因为患有某些疾病，造成在睡眠过程中，频繁出现呼吸暂停、打呼噜、被噩梦惊醒、不宁腿综合征等的现象，严重影响睡眠质量。由于夜晚睡眠时间太少，自然会在隔天出现嗜睡的现象，如果无法改善这些外在因素，长此以往，就会发展成嗜睡症。

（2）神经衰弱：嗜睡症与精神衰弱具有密切的关系。研究指出，有些因为顽固性失眠，或是患有心血管疾病，或是患有精神疾病而必须长期服用药物控制者，很有可能会诱发神经衰弱的症状而引起嗜睡症。

（3）营养不良：有些嗜睡者并没有其他的毛病，而是因为长期营养不良所致。当人体长期处在营养不良的状态下时，血糖供应不足，自然就会出现有气无力、昏昏欲睡的现象。医学研究认为，嗜睡症与人体长期缺乏蛋白质、维生素有关。因此平时应当注意增加蛋白质的摄取，增加鱼类、鸡蛋、牛奶、豆制品、猪肝、鸡肉、花生等食物。

（4）肥胖：肥胖者由于体重超重，又不太喜欢运动，往往为造成生理代谢迟缓，比较容易引起嗜睡的现象。

（5）抑郁症：抑郁症患者白天感到疲劳困倦的几率是正常人的3倍。

（6）糖尿病：糖尿病出现日间嗜睡的几率是正常人的2倍。

（7）甲状腺机能减退：甲状腺患者由于生理的基础代谢比较低，大多会出现嗜睡的现象。

（8）老年人：环境因素、生理疾病、药物病变、脑部病变等因素，都有可能诱发老年嗜睡症。

5. 为什么老年人容易嗜睡？

老年人属于容易出现睡眠过多的族群，因此，一般人总以为老年人嗜睡是很正常的事，而没有及时采取适当的应对方法。实际上，老年人其原因更为复杂，涉及生理、心理、环境、疾病等各个因素，更值得我们的关切。

引起老年人嗜睡的原因如下：

（1）环境因素：老年人通常生活比较孤独、单调，再加上老年人的体力衰弱，心脏功能不好，行动迟缓，往往不爱活动，如果没有得到适度的关心，生活上无所寄托，就容易出现嗜睡。

（2）生理疾病：如果老年人患有其他慢性疾病，影响身心的健康，往往会表现为精神萎靡和嗜睡。

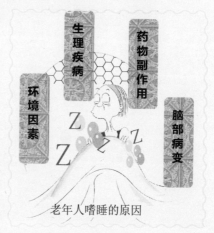

老年人嗜睡的原因

（3）药物副作用：老年人由于睡眠时间较短，或不易入睡，经常会服用安眠药来治疗。而安眠药的副作用很容易影响中枢神经的功能，造成第二天更加疲劳困倦、嗜睡的现象。

（4）脑部病变：如果患有脑部的病变，如脑动脉硬化症、脑血管疾病等，也有可能会出现嗜睡的现象。

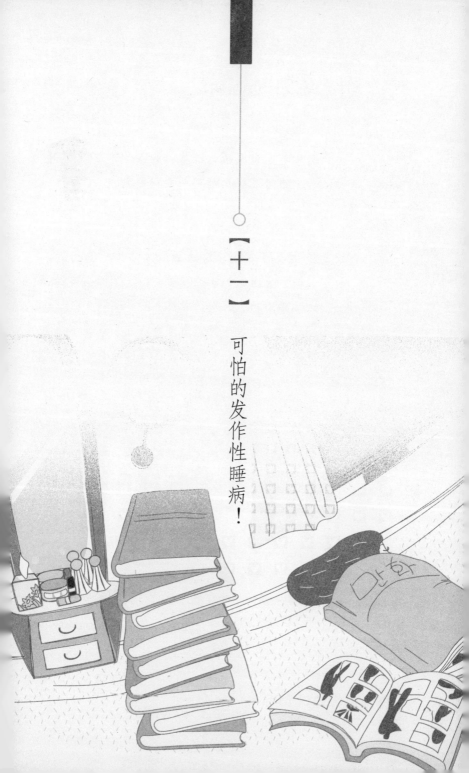

【十二】

可怕的发作性睡病！

1. 什么是发作性睡病?

长期失眠或白天睡意过多，如果没有及时治疗，很可能会引起另一种极端的疾病——发作性睡病。

睡
出 健康 来
Shui Chu Jiankang lai

在正常情况下，夜晚才是最适合人体睡眠的时间。可是，有些人偏偏会出现异常的睡眠现象，比如在夜间睡不着却在白天频繁打哈欠，甚至突然入睡；有些人则会在睡眠过程出现幻觉，或是突然感觉全身瘫痪、动弹不得等现象。这些症状表现虽然各有不同，却同时具有相同的特点，就是发病相当迅速、突然发作，以致当事人完全无法控制。

为了把这些异常的睡眠现象做个归纳，在临床上，现代医学就将最具有代表性的白天睡意过多、猝倒、睡眠瘫痪、入眠期幻觉4种症状，统称为发作性睡病。意思是说，这些睡眠疾病都具有突然发作的特点。

令人遗憾的是，即使目前的医学再如何发达，我们仍旧无法找到引起发作性睡病的真正病因。有些专家认为，发作性睡病可能与遗传基因、环境因素、头部外伤、睡眠习惯改变、精神刺激、病毒感染、中枢神经疾病等因素有关，众说纷纭，就是无法确定本病的来龙去脉。既然找不到病因，就表示本病也属于疑难杂症。

不论如何，专家们还是在发作性睡病患者身上找到某些共同点——长期失眠。

也就是说，这类患者之所以会出现发作性睡病，大多数起因于长期失眠，可能是因为在睡眠过程中出现的幻觉或睡眠瘫痪，导致睡眠断断续续而引起失眠，无法一觉到天亮；也可能是因为白天睡意过多而影响到出晚上的睡眠。失眠与白天睡意过多相互影响，恶性循环，于是，许多人在出现发作性睡病之后，根本无法分辨究竟是失眠在先或是白天睡意过多在先。

但是，根据统计，发作性睡病患者在一天24小时的总睡眠时数，并不比正常人长。

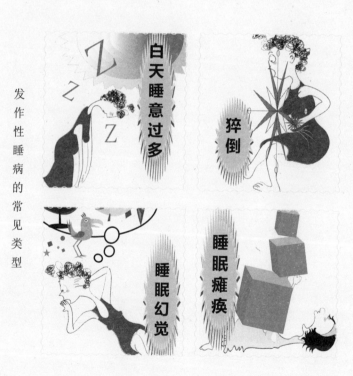

发作性睡病的常见类型

白天睡意过多

猝倒

睡眠幻觉

睡眠瘫痪

〔十二〕可怕的发作性睡病！

2. 发作性睡病有何特点?

除了喝醉酒、疲劳过度、服用安眠药等因素会让人突然睡着之外,为什么有些人会莫名其妙地在与人谈话、吃饭、驾车、工作时,都会出现无法控制的睡意而睡着呢?这种情况就称为发作性睡病,又称为猝睡。

发作性睡病的特点如下:

(1)当患者正在从事烦闷、单调的活动时,特别容易出现猝睡。由于患者在任何的时间都有可能突然进入睡眠的状态,即使是在具有危险性的情况下(如,横穿马路、高空危险作业、驾车行进的途中),因此,猝睡患者很容易发生意外事故。

(2)猝睡患者经常抱怨晚上失眠,这可能是因为频繁的入眠期幻觉或睡眠瘫痪造成晚上睡眠不足,断断续续无法一觉到天亮;也可能是因为白天嗜睡的时间过长,而影响到晚上正常的睡眠。虽然这类患者好像经常处于迷迷糊糊想睡觉的状态,但其一天24小时的总睡眠时数,并不会比正常人长。

(3)猝睡患者的睡眠状态很容易被旁人从睡眠中唤醒,患者在醒来时可能感到精神振作,可是通常持续不了几分钟,又会突然入睡。

(4)大多数患者很难抵抗这种强烈的睡眠欲望,因此,有些人一天可以发作几次，每次持续数分钟至数小时不等。

（5）猝睡发作时，患者本身虽然可以意识到即将发生某些异常，但是当猝睡发作时仍然会造成患者全身的肌肉张力消失，以至于全身发软而猝倒。

3. 白天睡意过多有何特点？

为什么有些人会因为经常无法控制睡意而昏睡，甚至还被人误解为懒散、昼夜颠倒、生活没有纪律？

如果这种无法控制的昏睡不是因为昼夜颠倒、生活习惯不正常所引起，不是因为服用安眠药，不是因为疲劳过度，不是因为喝酒过量等因素所引起，那么，可能就是患了白天睡意过多病。

发作性睡病患者在出现突发性的睡病之前，通常会有一段时间频繁地表现出白天睡意过多的现象，这类患者会因为无法抗拒强烈的睡意而突然入睡，甚至会在与人交谈、吃饭、开车、工作中突然睡着。如果此时可以及时得到治疗，就能防止病情进一步恶化。白天睡意过多的特点为：

（1）通常发生在15～30岁的年龄，10岁以前发病者约占5%，男女患病率无明显差异。

（2）根据统计研究指出，中国人的患病率约为0.034%；美国人群的患病率大于0.05%；西欧国家人群的患病率约为0.02%~0.06%；日本人患病率为0.16%~0.18%。

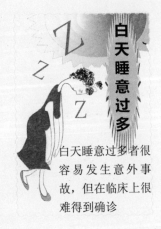

白天睡意过多

白天睡意过多者很容易发生意外事故，但在临床上很难得到确诊

（3）白天睡意过多患者的睡眠状态很容易被旁人从睡眠中唤醒，患者在醒来时可能感到精神振作，可是通常持续不了几分钟，又会突然入睡。

（4）当患者正在从事烦闷、单调的活动时，特别容易出现白天睡意过多。由于患者在任何的时间都有可能突然进入睡眠的状态，即使是在具有危险性的情况下（如，横穿马路、高空危险作业、驾车行进的途中），因此，白天睡意过多者很容易发生意外事故。

（5）大多数患者很难抵抗这种强烈的睡眠欲望，因此，有些人一天可以发作几次，每次持续数分钟至数小时不等。

（6）这类患者在临床上很难得到确诊。因为白天睡意过多者最初表现出来的症状大多为白天感到强烈的睡意，但是，许多因素都有可能会造成白天出现强烈的睡意，因此，通常需要好几年才能确诊。

4. 猝倒有何特点？

如果白天睡意过多的病情没有改善，持续恶化的结果，可能就会发展为猝倒的现象。

根据调查，大约有65%~70%的发作性睡病患者会出现猝倒的现象。猝倒的特点如下：

　　（1）容易遭受刺激而发病：这类患者在发病之前，表现极为正常，却很容易因为突然遭受外界的刺激，如情绪激动、意外打击、生气暴怒、恐惧不安、悲观绝望等因素而诱发猝倒的现象。

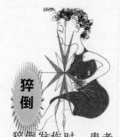

猝倒

猝倒发作时，患者并没有丧失意识，只是四肢手脚不能听从使唤

　　（2）全身肌肉突然松软无力：患者在发病时，全身肌肉会突然松软无力，比如头部突然失去支撑的力量而向后或向前倾斜；面部肌肉张力突然丧失而导致面无表情、讲话模糊不清；甚至四肢突然无力而跌倒。

　　（3）不会完全丧失意识：通常猝倒每天只发作一次，每次可以持续几秒钟或几分钟。在这段过程中，患者始终相当清醒，并没有丧失意识，只是四肢不能听从使唤。猝倒发作之前，患者本身虽然可以意识到即将发生某些异常，但是当猝倒发作时仍然会造成患者全身的肌肉张力消失，以至于全身发软而跌倒。

5. 如何了解自己是否患有发作性睡病？

　　假如您出现以下情况，可能是患有发作性睡病。

□ 夜晚的睡眠很正常，但白天仍然昏昏欲睡，并已经持续一段时间。

□ 会在无法控制的时间或场合睡着，比如与人谈话、吃饭、开车、工作时，突然感觉强烈的睡意冲动。

□ 经常在即将入睡或刚醒过来时，出现异常的反应：感觉周围出现幻觉，感觉全身麻痹、动弹不得，突然无法说话。感觉身体出现巨大的压迫感，感觉莫名其妙的恐惧感。